矢作直樹

●●

自然に逝く

安心して死を迎えるためのお作法

扶桑社文庫

0831

本書は、２０２０年12月に小社より刊行された
『「自然死」のすすめ』を加筆修正したものです。

装丁・デザイン　小田光美
編集協力　赤尾由美

はじめに〜

「死ぬこと」は終わりではありません

２０１８年6月、内閣府「人生１００年時代構想会議」が「人づくり基本構想」を打ち出しました。その中間報告で、ある海外の研究が、２００７年に日本で生まれた子どもの半数は１０７歳まで生きる、と推計しています。

おそらく、多くの人は１００歳までとはいわなくても、日本人の平均寿命（男性81歳、女性87歳：２０２２年厚労省統計）ぐらいまでは、生きると漠然と思っているかもしれません。しかし、この「人生１００年」も平均寿命も統計上の話です。明日は死はあくまでも個別のもので、そのうえ自分でコントロールもできません。明日は自分の番かもしれないのです。

超高齢化社会というのは多死社会ともいえます。２０２２年に亡くなった人の数は約１５７万人です。一日に約４３００人が亡くなっているのです。私は、医療に従事していたときに、多くの人を見送ってきました。ですから、私にとって、死は身近なものですが、多くの人にとっては「死ぬこと」は自分とは無縁の遠いものではないかと思います。

遠いものになった理由はいろいろありますが、その一つは多くの人が自宅ではなく、病院で亡くなるようになったからです。1951（昭和26）年では、約83％の人が自宅で亡くなりました。それがしだいに病院で亡くなる人が増え、今では自宅で亡くなる人は約12％と激減しました。ですから、生活の延長線上に「死ぬこと」がありましたが、少しでもそのことを考えると、大きな不安に襲われ、憂鬱になってしまう人が多いようです。そのようなわけで、今は「死ぬこと」はなにか不吉で、考えたくないもの。

また、この数十年で独居の高齢者がとても増えました。「死ぬこと」の心理的な恐怖もさることながら、実務的な面を心配している人もいるはずです。家で急に死んで、発見されなかったらどうしよう。葬式や墓はどうしよう。銀行や保険の手続きはどうしよう。ネットのパスワードの管理はどうしよう……。でも、大丈夫です。なにも心配いりません。この本の目的は、読んでくださった人に「死ぬこと」はなにも心配いらないのだと深く実感していただけることです。未来を心配せず、過去を後悔せず、強気に陽気に元気に「中今《なかいま》」を生きていただくことです。

「死ぬこと」は終わりではありません。もといたところに帰ることです。この本では現在の科学で説明できないこともお話ししますが、誰もみな、間違いなく死ぬのです。「そんなこともあるのかもしれない」くらいにとらえていただければと思います。それが、幸せに生きるコツなのではないかと思っています。そして、穏やかに安心して日々を過ごし、その延長線上の中に「死ぬこと」を受け入れていただければ幸いです。

矢作直樹

目次

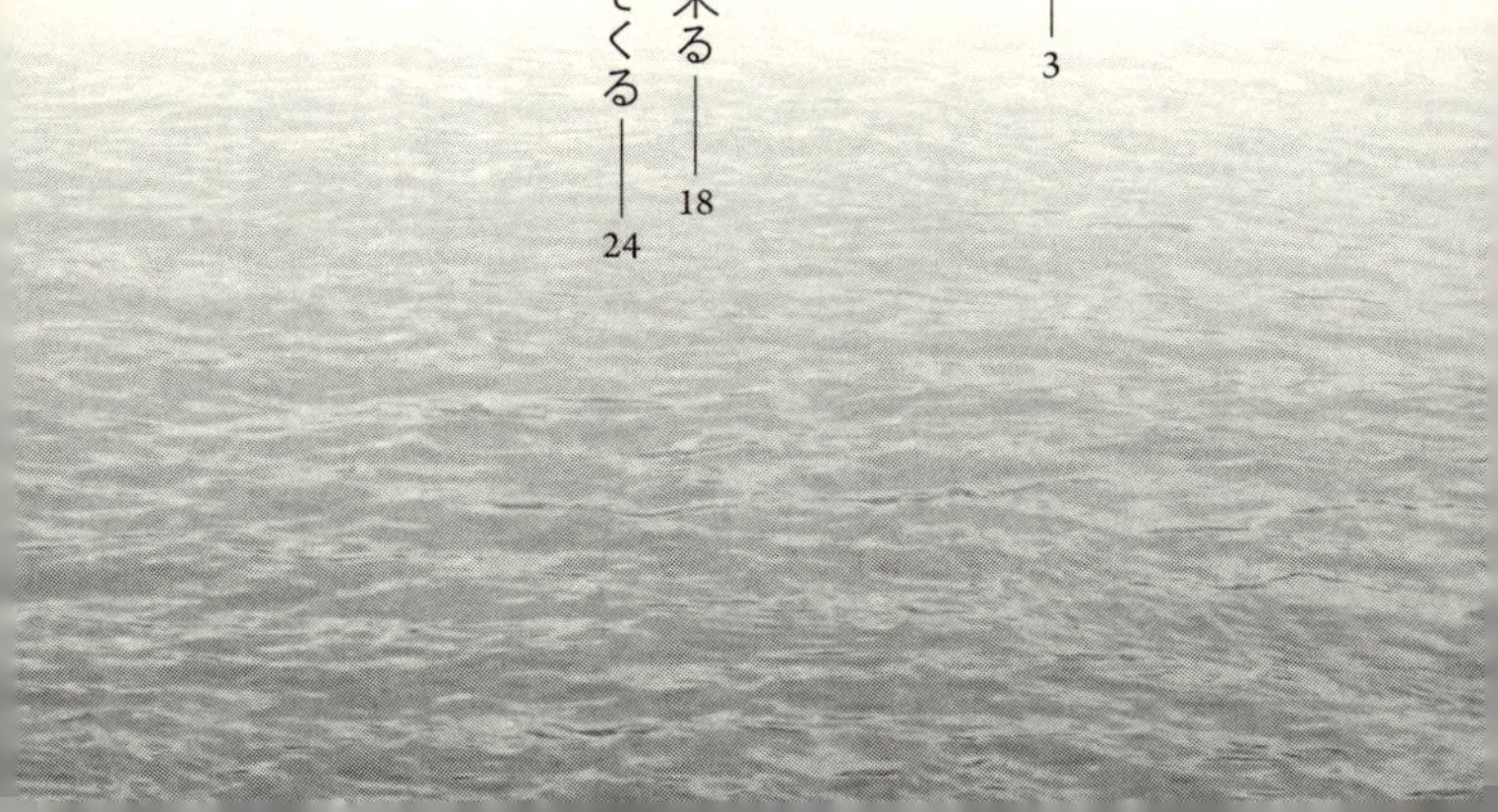

第三章　みんな死ぬときは、ひとりです

第四章　お迎えが来る日まで、精いっぱい楽しむ

第五章　「死に上手」になるための準備

第六章　今の医療で「死に上手」になるために

第七章　「死ぬこと」は自然にまかせて

第一章 命は、終わらない

知らないことを、無いものとしない

東日本大震災が起きた2011年に『人は死なない』というタイトルで本を出しました。そのときは東大病院の救急の責任者として現役でしたので、善かれ悪しかれ話題となりました。そのタイトルにした理由は「肉体は滅んでも、魂は生き続ける」ということを書きたかったからです。そして、もう一つ裏の理由もあります。自分のことになると「『人は死なない』と思っている人があまりにも多いですね」とちょっとした皮肉も入っているのです。

人は100%死にます。しかし、それを忘れている人があまりに多いように思うのです。ですから、「死ぬこと」を特別なこと、不幸なことと思ってしまうのでしょう。

もし、90%の人が不老不死で、10%の人が死んでしまうのなら、死んだ人は残念な外れくじを引いてしまったことになります。しかし、お金持ちでも、有名な人でも、すべての人が、あの世に旅立ちます。その意味では、神様はとても公平な世の中を創《つく》っていらっしゃいます。

必ず死は訪れますから、「死ぬこと」は特別なことではなく、身近なことなのです。明日、自分や家族の番かもしれません。私は、みなさんを怖がらせるために言っているのではありません。その逆です。この世にいる人が100%いくところなら、あの世が悪いところのはずがありません。むしろ、ここよりいいところだと思っていただければと思うのです。

「それは矢作さんの仮説で、証明できないでしょう」と思う人もきっといるでしょう。実際、「科学的に証明されていないことは信じることはできない」と言われたこともあります。しかし、私自身があの世やいくつかの過去の記憶がありますし、私よりも明確に覚えている友人知人は何人もいます。

しかし、私の過去生の記憶も、「脳の錯覚だ」と言われると、もうなにを言っても無駄だと思うので、論争はしません。ただ一つ申し上げたいことは、無いことの証明は「悪魔の証明」といって、不可能なことなのです。

お釈迦様は、この世の苦しみの原因を無明《むみょう》という言葉に表されました。無明とは、無知のこと、また真理に暗いこと、智慧の光に照らされていない状態をいいます。この世の真理である〝森羅万象は常に流動変化する〟ということを知らないために、迷いや苦しみが生じるというものです。

この真理を知らないということには、自分が〝無知である〟ということに気づいていないことも含まれます。つまり、自分はすべてわかっているという思い込みです。このような意識の壁にとらわれることから真理が見えなくなります。私たちは常々「自分はなにも知らない」ということを自覚する謙虚な姿勢でいたいものです。

ですから、「科学的に証明されていないことは信じない」という姿勢もとらわれです。「科学的に」とは「ある事象に対して仮説を立てて、繰り返し実験などを通し、そのデータを分析し、一定の結論を見いだすこと」ですが、この世は分析できないことばかりではないでしょうか。たとえば「Aさんは Bさんが好き」というのは科学的に説明も証明もできません。

私たちは、日々の積み重ねを大切にして生きたいと思っています。しかし、同じことを繰り返しているだけではないのです。明日はまた、今日とは違う別の一日です。今日までのことで、明日のことをすべて説明しようとしても、明日はなにが起こるかは知るよしもありません。わからないことを知っていると思い込んでいることを、私は「自分中心天動説」とも呼んでいます。

自分は今日生きているから、明日も生きていると思っているのは無明なのです。死んだらなにも無くなってしまうと恐れることも、無明です。

東大病院に担ぎ込まれた高齢者が亡くなったときのことです。

「東大病院まで来たのに、なんでお祖父《じい》ちゃんが死んじゃうの〜」と家族が嘆き悲しんでいたとき、お祖父ちゃんがいつまでも生きていると思っていることに、私はとても気の毒に思いました。
「人は死なないもの」と思い込むのはまさに無明で、それが苦しみの原因なのです。

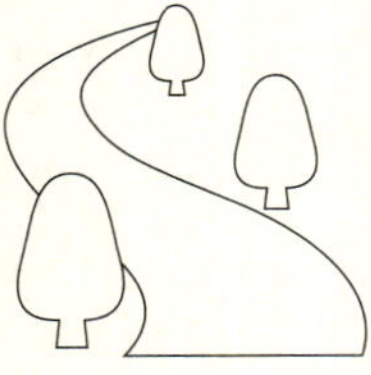

「自分は、なにも知らない」を自覚する

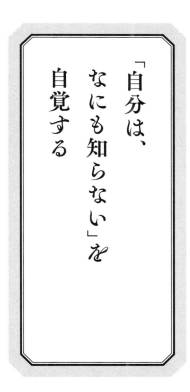

あの世で決めたテーマを学びに、この世に来る

読者からいただいた手紙で、印象深いものがありました。

息子さんが事故で亡くなり、毎日泣き暮らしていたお母様からのものです。あるとき、天井から500円玉がポトンと落ちてきたそうなのです。お母様はそのとき、気づきました。それは亡くなった息子さんからのサインだと。お小遣いにはいつも500円玉を渡していたそうなのです。きっと息子さんは「お母さんを悲しませて、ごめんね。あの世からお母さんのことを見ているよ」と言いたかったのかもしれません。そのことがあった後、その方は息子さんを失った絶望からやっと立ち直れたそうです。

このようにあの世に先に行かれた方は、この世にいる人たちをすぐそばで見ていることがあります。その意味で、人は死なないのです。

私たちはこの世での役目を終えれば、あの世へと旅立ちます。そして、またある時期、この世へと戻ってきます。私たちはずっとあの世とこの世を往き来しているのです。では、私たちの魂があの世とこの世を行ったり来たりしているのなら、どちらが家で、どちらが旅先なのでしょう。私はあの世が家で、この世が旅先だと感じています。家にずっといたら思い描いたとおりに過ごせ、快適ですので、あえて不自由を体験しようとこの世に、旅に出たのです。

この世に来ると、なかなか思いどおりにいきません。まず、赤ちゃんとして生まれるので、最初の1年は歩くこともしゃべることもままなりません。私は今回、矢作直樹としてこの世に生まれてきたときに、「あ～、また生まれちゃった」と少し面倒だと思ったことを覚えています。旅に出ようと決心したのは自分自身なのに……。

旅に出たのだから、家にいるときのように自由にはなりません。あの世では体験できないことを学びに来たのです。ですから、人生は修行だという人もいますが、私はそれほど重たく考えていません。それでは、「旅の目的はなにか？」と聞かれれば、「魂の成長のため」と私はいつも答えています。

肉体がないので、あの世は快適ですが、あまり進歩もないかもしれません。ですから、それぞれテーマを決めて、魂の成長のために旅に出るのです。そして、そのテーマに沿って、自分で決めるのが、

①　寿命
②　とき
③　場所
④　性別
⑤　両親

です。ですので、単純に長生きがよいのではなく、この世でのテーマを解決したら、無事に旅を卒業して、家に帰れるのです。

家への帰り方、つまり死に方については4通りあります。

①　病気
②　怪我
③　他殺
④　自殺

老衰は、広い意味で病気としています。この世から見ると、自分がどのように死んでいくかは重大ですが、あの世から見ると家への帰り方に他なりません。第三章で詳しくお話ししますが、だからお迎え現象もあるのです。先に家へ帰った人が迎えに来てくれます。仮に迎えに来てくれなくても、家で待っていてくれます。それはどのように死んでも、同じなのです。

ただ、この世でしてはいけないことがあります。人を殺してはいけません。他の人もこの世を体験するために生まれてきているのは同じなので、その機会を奪ってしまうことになります。

自殺もよくありません。例外的に、致し方ない動機もあるでしょう。しかし、ただ単に生きていくのがつらいからといって自殺してしまうと、亡くなった後、後悔することでしょう。場合によっては同じテーマを持って、来世に出直すかもしれません。人生はスゴロクのようなものですから、途中でやめずに、上がりまでゲームを続け、あの世というゴールへ向かいたいですね。

ただ、私たちはこの世に生まれてくるときに、自分で決めた寿命やテーマをすっかり忘れてしまいます。魂の成長のためには、忘れてしまったほうがきっといいのでしょう。

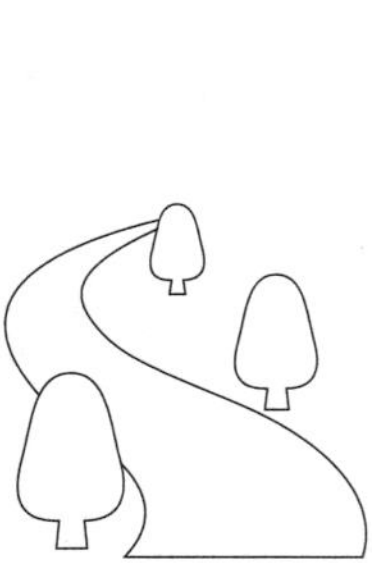

この世はすべて、魂を成長させるためにある

魂（運転手）は、最適な身体（車）を選んでくる

人間は、自動車にたとえるとわかりやすいと思います。身体が車で、魂が運転手です。車の大きさ・形・色・機能はさまざまです。

そして、運転手（魂）は、自分で決めたテーマを遂行するために、最適な車（身体）を選ぶのだと思います。今回はスポーツを通して学びたいという魂は、大リーグで活躍している大谷翔平選手のように丈夫な身体を選ぶかもしれません。また、盲目のピアニスト辻井伸行さんは、心の目でピアノを弾《ひ》くために目が見えない身体を選んだのかもしれません。いずれにしても、自分の身体は自分が遂行するテーマにぴったりなのだと思い、受け入れることが大切だと思います。

ですから、私は障がいがある人は、とても勇気ある魂が運転手をしているのだと思っています。事故や病気で途中から不具合が生じる人も、同じです。

5年前、私は友人の紹介で、溝呂木梨穂《みぞろぎりほ》さんという20代の女性にお会いしました。彼女は生まれてすぐに脳のトラブルで、動くこともしゃべることもできなくなっていたのです。しかし、22歳のとき國學院大學の柴田保之《やすゆき》先生の通訳で、言葉を引き出してもらうことができました。彼女が最初に伝えた言葉は、

「ご覧のとおり、なんもできない私ですが、ぼんやりと生きてきたわけではありません。ずっと、私は人間とはなんなのかということを考えてきましたから、別に世の中の人がなんと言おうと、私は私らしく生きてきました」だったのです。

彼女の2冊目の詩集『約束の大地』（青林堂）の序文に、私は次のような文章を書かせていただきました。

「幾多の試練を経験した魂が今世でさらなるチャレンジのために操縦困難な肉体を選んで生まれてきたようです」

そう思うと、障がいを抱えている人は、崇高な挑戦をしている勇敢な人と見えてきます。

身体が自動車で魂が運転手だという魂と身体の構造を理解していると、第六章でお話しする終末期医療の考え方も、ずいぶん変わってくると思います。つまり「死ぬこと」というのは車から運転手が降りて、休憩所で休むことなのです。

あの世からこの世に旅立つとき、「今回の旅ではこういう車に乗って、○○をして、○○年たったら、家へ戻る」と計画してきたようなものです。身体は旅で使うレンタカーのようなものです。

みなさんは自分の身体を自分のものだと思って、案外乱暴に扱っています。食べすぎたり、飲みすぎたり、運動しすぎたり、運動をしなかったり……でもレンタカー（身体）は借り物です。長年使えば経年劣化しますが、使用期限が来るまではなるべく丁寧に乗ったほうがいいのではないでしょうか。

そして、車を返す日が来たら、むやみやたらに運転手を車に縛りつけないことです。運転手はもう十分、旅を楽しみ、次の旅へ向けて休憩したいのです。そう考えれば、「死ぬこと」は旅の終わりであって、不幸なことではありません。

私は病院で患者さんがあの世へ旅立たれるときに「お疲れさまでした」と、いつも心のなかで声をかけています。

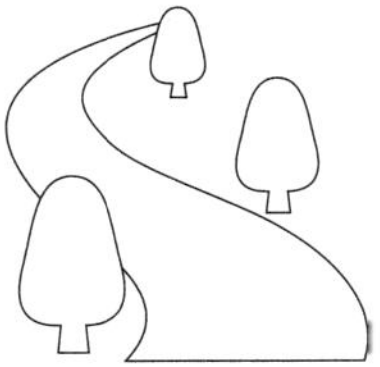

身体は
旅で使うレンタカーと同じ。
借り物だから大事に使う

第二章

感謝上手は、死に上手

心配すると、それが現実となる

前章で、私たちはレンタカーに乗って旅をしていると申し上げました。この旅には、ちょっとしたルールがあるのです。それは、「思ったことは実現する」ということです。このようにいうと反論が聞こえてきそうです。

「仕事でこれだけ努力しているのに、なかなかうまくいかない」

「努力したのに、希望の学校に入れなかった」

「健康に気をつけていたのに、ガンになってしまった」

しかし、今、自分が直面している現実は、やはりあなたが思っていることに関係しているのです。あなたのなかに潜んでいる意識、つまり心の底で、本当はあなたがどう思っているのか、ということが大切なのです。

努力しているのにうまくいかない人は、もしかしたら自分のなかに「失敗したくない」という恐れを持っているのかもしれません。失敗したくないから○○する、そうすると、その恐れを体験するために、失敗してしまうのです。大事なのは恐れを持たず、ただ集中するのがいちばんいいのです。言うは易《やす》く、行うは難《かた》しでしょうか。このあたりは、のちほど第四章で詳しくお話ししたいと思います。

また、純粋に思うことと執着は違います。「○○をしたから、○○を得られて当然だ」という取引のような意識は、その意識が執着となり感心しません。「○○になったら、うれしい。でも、そうでなくても、まぁいいか」と思うことです。こう思うとストレスもかかりません。そのうえで、常に感謝の気持ちを持っていれば、いつの間にか、自分にとっての心地よい現実を映し出していくようになると思います。

ネガティブなことは、じつに簡単に実現してしまいます。

「仕事がうまくいかなくて、上司に怒られたらどうしよう」

「希望の学校に入れなかったら、どうしよう」

「父親も病気になったから、私も同じ病気になるかもしれない」

これにはもう、説明がいらないと思います。ネガティブな動機からなにかをしても、気はそぞろになって、集中できません。当然、仕事や勉強ははかどりません。

また、神様に、否定語は通じないといわれています。「病気になりたくない」と強く念じると、神様には「病気になりたい」と聞こえてしまいます。意識と関心が否定したい部分へと向かっているからです。神様は「そんなに病気に興味があるなら、はいどうぞ」と言って、あなたに届けるかもしれません。ですから、なにも心配しないほうがいいのです。

なかには、そんなことをまったく考えずに仕事に集中していたのに、病気になってしまった人もいるでしょう。「なんで私が!?」という声も聞こえてきますが、なぜ病気になったのかあらためて考えてほしいのです。仕事が忙しくても、身体からの声に謙虚に耳を傾けてほしいのです。身体に無理をさせすぎていなかったか、怒りや悲しみは持っていなかったのか。

病気は自分の心身のあり方を見直す大きなチャンスです。怒りや悲しみは病気として身体に現れ、実現してしまうからです。

老化についても同じことがいえます。年をとると、いつか身体が動かなくなって、寝たきりになってしまうのではないかと不安がつのると、そのとおり寝たきりになってしまいます。不安がそのまま実現してしまうのです。

いいことを思い続けることができればいちばんいいのですが、それができないなら、いっそなにも考えないことをお勧めします。「病気にならない秘訣はなんですか？」とよく聞かれますが、そのときは「病気のことを考えないことです」とお答えしています。冗談ではなく、本気で言っているのですが、なかなかその真意が伝わりません。ここまでお読みいただいたみなさんには、伝わりましたでしょうか。

病気になりたくなければ、病気のことを考えない

トラブルは「芝居」を演じるとラクになる

よきことを思い、ネガティブなことは思わず、一日を過ごせたら、それだけで幸せです。しかし、現実的にこの世で生きていると、さまざまなことが私たちの前に起こります。

遠いところで起きていることは、それを客観的にとらえることができて、冷静でいられます。ところが、家庭内や職場内など、近くでトラブルが起きると、とたんに冷静さを失ってしまいます。そのようなときは、どうやって冷静さを保ったらよいのでしょう。

私はそのようなとき、「人生万事、道化芝居」と思うようにしています。

そもそも、生まれてきたのは「魂の成長」のためと、先ほど申し上げました。そして、自分で人生のテーマも決めているのであれば、この世で起きることはすべてお芝居のようなものです。監督、脚本、主演はすべて自分です。そう思えれば「じゃ、どのように演じようか」と遊び心も出てきます。周りにいる人は自分の主演舞台のわき役です。そのわき役の人に嫌なことを言われたとしても、本気で怒るのは筋違いです。芝居が面白くなると、感謝すればよいのです。

本来は、自分で書き換えられる脚本ですが、それがうまくいかないときもあります。そのときは、芝居も身が入らないかもしれません。そんなときでも、一喜一憂せず、芝居は冷静に続けたほうがいいでしょう。

私も東大病院で勤務していたとき、しばしば、大根役者を演じていました。私は、病院をあげて救急医療をやる体制をつくる役目を負っていました。それでも、職員は余裕がないなかでさらに業務が増えることには気乗りしないことも理解できました。

そこで、病院の会議では、ときに正論を述べ、ときにはなだめすかし、あるいはお願いをして、なんとか少しずつ前に進めるようへたな芝居をしていました。そしてたとえそれが通らなくても「まぁ、仕方がない」と思って、やり過ごしました。へたに正義感を持って、自分の感情を高ぶらせることはしませんでした。

また、高齢の患者さんが亡くなったときもそうです。家族の方が「なんで、死んじゃうの〜」と嘆き悲しんでいたことは、一度や二度ではありません。私は「それでは、いつ死ねばいいのだろう?・」と心のなかで思いながらも、「力及ばず、申し訳ありませんでした」と言っていました。このような告白をすると私が冷たい人間に思われるかもしれませんが、それはあの世がよいところだからという確信があるから、申し上げているのです。

言うまでもありませんが、仕事に関しては手抜きをしないよう心していました。できることはやってきました。それでも、人の寿命を私が決めることはできません。その人が決めた寿命に関して、私たちはお手伝いをするだけなのです。

監督、脚本、主演はすべて自分なのです。なにかトラブルが起きたときも、現実からほんの少しでいいので観客席から眺めるつもりで距離をつくるとラクになれます。

なかでも、自分や家族が病気になったり、大切な人が亡くなったりしたら、大きなショックを受けると思います。しかし、行き着くゴールはみなさん「あの世」です。例外はありません。

そう思えば、「死ぬこと」は、照明が当たっていた舞台から降りて、廊下を通って楽屋に帰るだけなのです。楽屋では先に舞台から降りた人たちが、衣装を脱いで、化粧を落として、笑顔でくつろいでいます。もちろん、花束や差し入れのお菓子がいっぱいあって、食べ放題です。

楽屋のモニターから舞台が見えて、まだ、演じている人をにこやかに見て応援しています。「○○さん、頑張って！」。その声は舞台には届きませんが、気持ちは届いているはずです。

トラブルも自分の脚本。一喜一憂せず芝居を続ける

目の前のヒト・モノ・コトに感謝する

　私が感謝の気持ちが大切だと繰り返しお話ししているのは、この世で幸せに生きるためにも、幸せにあの世へ行くためにも、あの世で幸せに暮らすためにも感謝が重要なカギになるからです。

　まず、みなさんは自分の周りにいる人たちに感謝の気持ちがありますか？　家族だと近すぎて、文句しか出てこないかもしれません。以前、私がひとりで外食していたときに、隣のテーブルで3人のご婦人が談笑していました。大きな声でお話ししているので、会話が耳に入ってきました。

「うちの旦那《だんな》は麦茶を飲み切ってボトルを空《から》にしても、次の人のために作らないのよ～」

「あ～、わかる。ちょっとしたことができないって、優しくないよね～」

「うちも似たようなものよ〜」

こんな感じでした。確かに、次の人のために麦茶を作ったほうが親切ですが、それがなされなかったら、自分が作ればいいだけです。たぶん、ボトルに麦茶のパックを入れて水を入れるだけだと思います。私はご婦人たちを気の毒に思いました。おそらく、少なからず心が穏やかでないからです。声にもイライラと怒りがありました。

しかし、自分のために、感謝を使ったらどうなるでしょう。ご主人のためではありません。あくまでも、自分のためです。自分たちがランチを外で食べているときも、ご主人はたぶん働いています。ありがたいと思って、空になったボトルに麦茶を作ったら、自分の心も穏やかになります。

みなさんは、「嫌いな人には感謝できない」とよく勘違いされています。もちろん、嫌いな人を無理に好きになる必要はありません。しかし、嫌いな人にでも、感謝をすることはできるのです。たとえば「私はこんな恥ずかしいことはできないから、よくやってくれたなぁ。みっともないということを教えてくれてありがとう」とか……。嫌味で言っているのではありません。反面教師というのは、もしかしたら過去生で深いご縁があるかもしれないのです。

だれにでも感謝できる心が育てば、回り回って、自分が穏やかになれるのです。人のためではなく、自分のためなのです。

感謝の心は人だけでなく、目の前のモノにも持つことができます。モノもヒトと同じように素粒子の集まりであり、波動でもあります。ですから、こちらの気持ちは伝わるのです。動物をモノというのはふさわしくないかもしれませんが、動物はその代表です。これには説明は不要ですね。

道具や機械も丁寧に使って、いつも感謝の気持ちを持っていると、長持ちします。プロスポーツ選手などが自分の道具を大切に扱うのは、長持ちさせたいという以上に、自分と一体となってほしいという祈りのようなものも入っているのでしょう。

また、製造業の方は、機械に名前を付けて、名前を呼びながら、挨拶と感謝を伝えるとよいと聞いています。おそらく、オペレーターのエネルギーが伝わり、よい仕事ができるのだと思います。

「奇跡のりんご」で有名な木村秋則さんは、りんごの木にいつも「ありがとう」を伝えているそうです。そうすると、りんごが木村さんにこたえるように実をつけるのです。道路際にあった一本の木が枯れていたそうですが、それには感謝を伝えていなかったというエピソードが有名です。

そして、感謝の気持ちはコト、つまり日々の出来事にも持つことが大切です。私が最近気になるのは、自分の仕事に対して、不平不満が多い人が増えたことです。もちろん、ブラック企業という言葉に代表されるように、理不尽な働かせ方をさせているところもあるかとは思います。そして、30年に及ぶデフレ経済で、賃金が伸び悩んでいることも不満の原因でしょう。しかし、目の前の仕事に感謝できなければ、たとえ転職しても、同じ不満を繰り返すだけではないでしょうか。

もし、転職をするなら、まずは目の前の仕事に打ち込むことです。やりきったと満足したら卒業のタイミングです。渡辺和子シスターの「置かれた場所で咲きなさい」という言葉は名言ですが、まずは感謝の気持ちを持って、その場で咲くことが最優先です。感謝の気持ちを持てたら、あとはどこへ行ってもなにをしても、大丈夫です。

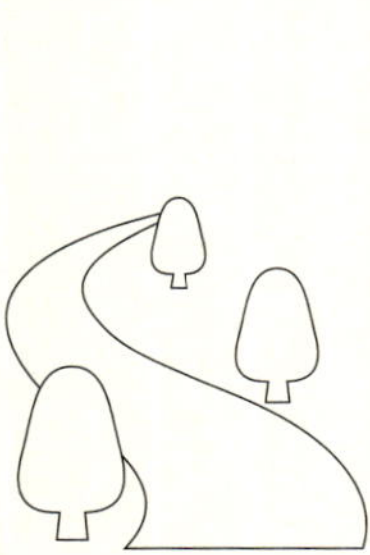

感謝できる心が育てば、稳やかになれる

身体に感謝する

目の前のヒト・モノ・コトに感謝することができれば、その気持ちがそのまま気分よく過ごすことにつながります。なかでも、身体に感謝することが、健《すこ》やかに過ごすことにつながります。

私が35年間医療に従事して、感じたことがあります。それは、患者さんの多くは自分の身体に感謝がなかったことです。病気になると、身体を恨《うら》むことすらあります。

「私はこれから○○をしようと思ったのに、身体がいうことをきかない」

「私は健康に気をつけた食事をしていたのに、なんでガンになったんだろう」

「うちの家系は糖尿病になるから、私も糖尿病になった」

私はその言葉を身体が聞いているのではないかと、ひやひやします。もちろん、言葉に出さなくても、思っただけで、身体は私たちの本音に気づいてしまいます。身体は、あなたを守るためにアラームを出してくれているのです。感謝こそすれ、恨み言を言うのはいかがなものでしょう。

場合によっては手遅れのこともあるかもしれません。そんなときでも「今まで、私の無理を聞いてくれて、ありがとう」という気持ちが持てたら、心が穏やかになります。身体は生まれたときから、ずっとあなたに付き合ってくれた、無二の親友のような存在なのですから。

第一章で、魂を運転手、身体を車にたとえましたが、まさに運転手のあなたの望みどおりに車を走らせてきました。きちんとオイル交換はしてきたのでしょうか？ときには電信柱に車をぶつけなかったでしょうか？　それでも、今まで、一所懸命走ってきて、もうボロボロなのかもしれません。そう感じることができれば、万感の思いで「ありがとう」と感謝の気持ちが湧き起こってくると思います。

ですから、病気を治すことを「闘病」と表現するのには違和感を覚えます。自分の身体と闘うのでは、自虐行為になってしまうからです。

今までも何度もお話ししていますが、これだけは何度言っても言い足りないことがあります。それは「病気は気づきのチャンス」ということです。なにに気づくべきか、一人ひとりが今までの自分と向き合えば、おのずと答えは出てくるはずです。それなのに「なんで、私が病気になったのでしょう」と医者に聞かれても、困ります。ぜひ、あなたが運転してきた車なのですから、車とよく対話する機会だと思ってください。

実際に、「病気になってよかった」という人は少なくありません。最初はショックですし、場合によっては痛かったり苦しかったりします。でも、日《ひ》にち薬《ぐすり》というのがだんだん効いてきて、心が落ち着いてくるのです。そうすると、さまざまな気づきを得るのです。

もちろん、いちばんいいのは病気にならないように、日々身体に感謝をして、身体を労《いたわ》ることです。とくに、心臓の中心をイメージして、そこに感謝するとよいようです。心臓は物理的には血液のポンプの役目ですが、次元をまたぐときの身体のエネルギーの流れの中心のようです。

身体に感謝をするにはそのようなイメージでもいいですし、実際に、身体を労ることもいいでしょう。その方法は人によって違います。湯船にゆっくりつかる。マッサージをする。自然の中に身を置く……。とにかく、自分が心地いいなと思うことをやればいいのです。

ちなみに、私は山歩きやランニングの後の風呂がとても好きです。湯船にゆっくりつかって、ぼーっとする。そして、身体に感謝する。「今日もよく動いてくれて、ありがとう」と。

反対に、身体に悪いのは怒りや悲しみなどのストレスです。心の問題については第四章で述べますので、ここではタバコについてだけお話しします。

私は人に対して、あれをするな、これをやめろとは基本的に言いませんが、タバコについてだけは聞かれれば「やめたほうがいい」と申し上げています。もちろん、副流煙など人に対する迷惑、自分自身の健康問題があります。しかし、いちばん問題だと思うのは、「中毒」という現象です。

タバコに限らず、酒も度を過ぎれば中毒になりますし、なかには買い物、ギャンブル、麻薬などさまざまな中毒があります。中毒は魂を傷つけているようなものだと思っています。なぜ、車にそのような癖付けをしてしまったのか、あの世へ行ってから、後悔するのではないでしょうか。

本来は、なにも癖がなかったピカピカの車です。そのときをイメージすれば、タバコもやめられるかもしれません。

身体は無二の親友。心臓の中心に感謝しよう

感謝の気持ちを育てる

この章では感謝の大切さを述べてきました。私はそういう気持ちを持つことは本来自然なことだと思っていますが、なかには難しいと感じている人もいるようです。

私の友人で、ふだんは比較的しっかりしていた人が、あることをきっかけにひどく落ち込むようになってしまいました。私はいつもの調子で「感謝の気持ちを持つとラクになれますよ」とアドバイスしたのですが、「無理です」と即答されたのです。そして「自分はダメな人間だと思っているときに、周りを考える余裕なんてありません」と言われたのです。

そのときに、一度落ち込んでしまった人には言葉のアドバイスは難しいと感じました。落ち込んでしまったときは、まずはゆっくり心身を休めて、好きなことでもして気晴らしするのがいいでしょう。ここでも、有効なのは日にち薬かもしれません。

感謝と許しをテーマにした『鏡の法則』という本があります。息子がいじめられて、悩んでいる主婦のお話です。

彼女はある人からアドバイスをもらいます。「あなたの息子さんが人から責められるのは、あなたがだれか感謝すべき人に感謝せず、責めているからではないですか」と。半信半疑だった彼女ですが、息子のいじめが収まるならと藁《わら》にもすがる思いで、その人のアドバイスを受け入れます。そして、自分の父親や夫を許し、感謝し始めると、子どもがいじめられなくなったというあらすじです。

この章でお伝えした「思ったことが実現する」と、基本的に同じストーリーだと思います。この本でも、感謝や許しは人にするものだけれども、結果として自分自身の幸せや心の自由や安らぎに通じると解説しています。私もそのとおりだと思います。

この世にはさまざまなテーマを持って、生まれてきますが、すべてに共通していることは、「感謝」の気持ちが問題を解くカギになっているのです。そうすれば、なにが起きても、起きなくても、周りと調和していきます。

「私は自分の生活に精いっぱいで、感謝の気持ちなんて持てません」という人もご安心ください。すべては練習と習慣です。日々の一つひとつを意識的に行うことによって、感謝を数えていくのです。

まず、朝、目が覚めた。今日という新しい日が始まって、ありがたい。息が吸えた。生きていて、ありがたい。ベッドから起き上がれた。身体が動いて、ありがたい。お腹が空《す》いた。健康な証拠だ、ありがたい。朝食がおいしい。野菜やお米を作ってくれる生産者さんがいてくれて、ありがたい。と、こんな調子です。

私の習慣については『あらゆるストレスが消えていく 50の神習慣』（ワニブックス）という本で詳しく書きました。感謝の気持ちが持てないという人は、どうぞこのように練習して、習慣化してください。心配しなくても、感謝の気持ちというのはこのように育てることができるのです。

あの世へ戻るときも、感謝の気持ちは大切です。そのときの状態が、あの世でのあり方を創《つく》るからです。

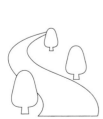

感謝の気持ちが、すべての問題を解決する

第三章

みんな死ぬときは、ひとりです

生まれるときも、死ぬときもひとりです

母親を亡くした人が、私に質問してきました。

「母は病院で、夜中、だれにも気づかれないで、亡くなってしまいました。本当は家族に看取られて亡くなりたかったのでしょうか」

それに対して、私は次のように答えました。

「身体から魂が抜けるときはみなさんひとりですから、なにも心配いりません。また、お迎えが来ているかもしれませんし」

私たちはみな、ひとりで生まれてきて、ひとりで死んでいきます。双子の場合は二人で生まれてくるかもしれませんが、二人で死ぬわけではないでしょう。「死ぬこと」は、まさにひとりの仕事です。

家族としてはベッドの脇に寄り添って、手でも握ってお別れをしたいという気持

ちはあるでしょうし、そうできたら幸いです。しかし、じつは、旅立つ人にはあまり関係ありません。

別の人からは、こんな話も聞きました。

「入院していた父が危篤《きとく》だというので、急いで病院に駆けつけたら、あっという間に死んでしまいました。あまりにもあっけなくて、涙も出ませんでした」

このように今生《こんじょう》での別れは突然やってきます。死に際に間に合うか間に合わないか、きちんとお別れが言えるか言えないかは残された家族にとっては大問題かもしれませんが、旅立つ人にはどちらでもいいのです。

また「人は亡くなるときに、『ああ、自分は死んでいくんだな』とわかるものでしょうか」とも聞かれました。

私は亡くなっていく人を何人も見ていますが、正直に申し上げると、亡くなる間際は意識が低下するので、怖いとか、寂しいなどの感情はなくなると思います。ですから仮に「もうすぐ死ぬ」と自覚できたとしても、元気な人のように感情が乱れることはないでしょう。

それは、事件や事故などで急に亡くなった場合も同じです。遺族の方は「怖かっただろうに」「痛かっただろうに」「苦しかっただろうに」と亡くなった人の感情を推測します。しかし、それも一瞬のことなので、魂が身体からするっと抜けたら、まさに自由になるのです。自分の経験上からも言えますが、魂は痛みも苦しみも感じません。


日本には独居の人が約2115万人(2020年国勢調査)いるといわれています。ひとり暮らしの人は、もし急に具合が悪くなって、ひとりで死んだらどうしようと心配している人もいるかもしれません。しかし、たとえ大家族でもたまたま家に誰もいないときに、自分が死ぬかもしれないのです。あれこれ、心配しても仕方ありません。なるようになるのです。

たとえは変かもしれませんが、ひとりで死ぬということはひとりでトイレに入ったり、風呂に入ったりするようなものです。トイレも風呂もひとりで入っても、寂しくありませんよね。その延長線上です。

仮に、何日も発見されず身体が腐ってしまったとしても、それは運転手が降りた車です。大家さんや特殊清掃の方にはご迷惑をおかけしますが、それは魂が抜けた抜け殻です。だから「遺体」、遺《のこ》された体と書くのです。

ひとりで死んでも、
寂しくない

あの世から迎えに来る人、待っている人

お迎え現象というのは、もうすぐ亡くなろうとしている人が、その親、兄弟、友人など先にあの世へ行った人が迎えに来るのを体験することです。場合によっては、飼っていた犬や猫が来るときもあるそうです。その時期は、亡くなる2週間ぐらい前から当日まで、人によってさまざまです。それは脳内の錯覚だという人もいますが、お迎えが来ると思うと、ひとりで死ぬことも怖くありません。

私も両親や弟を亡くしていますが、だれが迎えに来るのか楽しみにしています。みなさんも、だれが来るのか、ちょっと想像してみてください。

私は今まで何人ものひとを見送ってきましたが、「お迎えが来たな」とわかるときが少なくありませんでした。

たとえば、意識が低下して眠ったような状態の人が急に目を覚まして、ハッと

びっくりしたような表情をするのです。私がそちらのほうを見ても、もちろん人影はありませんが、なんとなく光のようなものが見えるときもありました。

安心して旅立つのでしょう。お迎え現象があった方は表情も穏やかで、微笑《ほほえ》んでいるように見えます。

「それは筋肉が弛緩しているだけだ」という人もいますが、本当に筋肉が弛緩したら、微笑んだような表情はつくれません。

第一章で死に方は4通りと言いましたが、さらに大きく分けると、ゆっくり死ぬか、急に死ぬかです。お迎え現象は、ゆっくり死ぬときに起こるものだと思います。「では、事故などで急に死ぬときはお迎えが来ないのですか？」と聞かれることもありますが、そのときはお迎えの必要がないでしょう。楽にあの世へ行けるからです。

また、急に亡くなって、だれも迎えに来てくれず、迷子になったらどうしようと心配する必要もありません。この世によほど恨みなどを持っていなければ、スッと迷わず光の方向へ進むことができるでしょう。

するとそのまぶしい光の中に人影が見え、顔が見えないのに、その影がだれだかわかるでしょう。つまり、私たちを待っている人がいるのです。それはちょっと若いころのお父さんかもしれませんし、優しかったお母さんかもしれません。「あちらでは、なかなか頑張ったね」などと、労《ねぎら》いの言葉もあるかもしれません。そう思うと、あの世に帰る楽しみができます。

また臨死体験の場合は、あの世から生還した人がさまざまな証言をしています。たとえば、兄妹で交通事故に遭った人が「お兄ちゃんは帰って」と妹に言われたそうです。妹は即死で、自分は助かったのです。

また、盲目の人が自分の手術中の様子を上から見ていたという話があります。魂の目で見ていたのでしょう。意識が戻ると、当然目は見えないのですが、先生や看護師さんの姿や様子を事細かく話したそうです。

心臓が止まってＡＥＤで一命をとりとめた人は、やはり上から自分が助けられるところを見ていたそうです。このような話は、枚挙にいとまがありません。

海外では、集団でお迎え現象を見た事例も報告されています。たとえば医学博士のレイモンド・ムーディ氏が書いた『臨死共有体験』には、臨終の人の周りに集まった人が、集団でお迎え現象を垣間見たことが記されています。

いずれにしても、あなたがあの世へ行くときは、お迎えの人が来るかもしれないのです。もしも迎えがなくても、あちらで待っている人がいるのです。ですから、旅立つことは寂しいことではないのです。

誰が迎えに来るか楽しみにしていましょう

お互い様、おかげ様の気持ちを持つ

老若男女の独居は約2115万世帯で、全世帯数の約4割にあたります。ですから、ひとり暮らしというのは決して、珍しいことではなく、普通のことだと思います。

さらに、そのなかの671万世帯が65歳以上の高齢者で、独居世帯の約3分の1を占めています。じつに多くの人が自立して、暮らされていることに感心します。もちろん、なかには介護の援助を受けている人もいるでしょうが、それでもなんとかひとり暮らしをしているのです。

高齢者がひとり暮らしをするには、いくつか条件があると思います。まず、心が自立していること。料理・洗濯・掃除などの家事ができること。税金や保険の支払い、年金の受け取りなど、お金の出入りが理解できること。生活に必要な買い物をそれなりにできること……、などです。

私も68歳のひとり暮らしですが、それなりに右に記した条件はクリアしています。ひとりでも寂しいと思わないので、心は自立していると思いますし、手の込んだ料理はできませんが、野菜を切ったり、炒めたり、ときには煮たりして、食事の準備をします。洗濯は乾燥まで自動なので、洗剤を入れてスイッチを押すだけです。掃除も、定期的ではありませんが、お客様が来る前などにさっとすませます。

私は退官した後、個人事務所を立ち上げました。ですから、仕事上のお金の出入りは税理士さんにお願いしています。スタッフはおいていないので、郵便物の整理、スケジュール管理、出張の手配などはひとりでやっています。現役のときは秘書がいたので、最初は不慣れでしたが、今はなんとかやっています。

このようなスタイルをいつまで続けるかわかりませんが、死ぬ直前まで自立した生活をしていくつもりです。身体が動かなくなったらどうしようとか、認知症になったらどうしようとか、心配しても仕方のないことは、心配しません。

ひとり暮らしの人でも、もし、家族がどこかに住んでいるのなら、なおさら寂しいという感覚は持つ必要がないと思います。ときどき、電話をしたり、会ったりできればそれで十分ではないでしょうか。

最近は祖父母と孫がＳＮＳでつながって、楽しくやりとりしている人もいると聞いています。便利なツールを使ってみることも、頭の体操になります。

しかし、私のように家族がいない人もいるでしょう。そのような人は、ご近所付き合いを大切にしてみてはいかがでしょうか。もちろん、その地域に住んでいる年数によって付き合い方は変わってくると思います。

私が今の場所に引っ越してきたのは、２０１６年の春ですから、まだそれほど長くありません。しかし、ゴミ出しのときやちょっとしたときに、挨拶をかわし、すっかり顔なじみになりました。今では、お互い趣味にしている花の世話について、いろいろ会話も増えてきました。また、いただきものが多いときは、おすそ分けもしたりします。

こんな程度でいいので、コミュニティを意識して、生きていくことは自然なことだと思います。それが、苦手だと思う人もいるかもしれませんが、肩の力を抜いて、自分ができる範囲でいいのです。自立して生きるといっても限界がありますから、人様に手を借りられるような人間関係が得られるよう、心がけたいものです。

年齢にかかわらず、自立して生きていくことは尊いことです。それと同時に、周りの人と助け合い、協力し合いながら生きていくことも大切です。共助の社会をつくることこそ、日本人らしい生き方ではないでしょうか。

ひとり暮らしなら、ご近所の付き合いは大切にする

ひとり暮らしを十分楽しむ

私は現役のとき、大学の研究棟に寝泊まりしていました。この話をすると、みなさんに「家へ帰れないほど、忙しかったのですね」と同情されますが、じつは自宅を持っていなかったのです。退官間際に、なんとか住《す》み処《か》を見つけて、今はそこでひとりで暮らしています。

研究室の扉を閉めればひとりでしたが、やはりゆっくりとくつろぐことはできませんでした。住む所が職場なのは便利なのですが、いつも自分が病院の一部であるかのような感覚がありました。

ですから今は、プライベートの時間を満喫しています。また、空間を自由に使うことも楽しみの一つです。好きなところに好きなものを置いたり、花を育ててみたり……。それは、退官してとてもよかったと思うことの一つです。みなさんは自分の家や部屋を自由に使えるのは当たりまえと思っているかもしれませんが、じつはとても贅沢なことなのです。

そういったことに楽しみを見いだせれば、独居のほうがより自由度は増すと思います。だれに気兼ねすることなく、自分の時間と空間を自分の判断で使えるからです。

私も年齢は68歳ですし、統計上は独居世帯のひとりかもしれません。家族がいなくて寂しいでしょうと思われるかもしれませんが、日々楽しく過ごしているので、寂しいという感覚を持ったことはありません。

もう少しお話しすると、私はひとりで山の散歩や町のジョギングを楽しみます。この二つに共通していることは、話し相手は人間ではなく、自分の身体だということです。

「今日は少し足が重いね」「今日は暑さでいつもより汗が出るなぁ」「リュックの重さで肩が張っているね」などです。

友人と出かける楽しみもありますが、ひとりのときは自分に集中できます。とくに、自然の中に身を置くと、五感を磨くことに役立ちます。山奥に行かなくても、ちょっとした公園でもいいのです。ひとりで出かけてみてはいかがでしょうか？「公園へひとりで行くと家族連れやカップルがいっぱいで、かえってみじめな気持ちになる」という人もいるかもしれませんが、そんなときは人間観察という楽しみがあります。ひとりということは目も耳も鼻もフル活動で、いろいろなものを吸収できるのです。

また、家の中にいるときは読書を楽しんでいます。最近はネット記事を読む人も多いと思いますが、私は紙媒体の本が好きです。これも五感を使うことができるからです。目だけではなく、紙の質感、本の匂い、すべてを使って、読書を楽しみます。眠たくなったら、うとうとするのもひとり暮らしの特権です。罪悪感もいりません。

私の中学時代の理科の先生が、夫に先立たれて、伊豆のほうでひとり暮らしをされていました。80代の終わりに病を得ましたが、とてもハツラツとされていました。重度の花粉症で、体調は万全ではありませんが、自分のできる範囲をわきまえていらっしゃいました。数年前に訪ねたときに、部屋も大変きちっと整理され、暮らしやすいように工夫されていました。

私はその先生の姿は多くの日本人にとって、よいお手本になるのではないかな、と思いました。日々を丁寧に生きているのです。もう、それだけで十分ではないでしょうか。

その先生から「矢作君は休み時間はひとりで遊んでいましたね」と言われ、自分の記憶をたどりました。私はあまり覚えていなかったのですが、「ひとりでアリの観察をしていたのよ。なにを見ているの？　と聞いたら、アリの生態を事細かに説明したのが印象的で覚えているの」と言われてしまいました。

私は、子どものときからひとりの時間を満喫していたようです。

だれにも邪魔されない時間と空間を、満喫する

ひとりで立派に旅立つ～母の場合

両親は晩年、富士市に住んでいました。年をとったので、それまで住んでいた東京の町田市より、暖かい所へ行きたかったようです。また、家からは富士山が見え、とても環境のよい所でした。

私は大学を卒業した後、さまざまな病院で働きましたので、実家に顔を出すことは多くありませんでした。弟夫婦は相模原市に住んでいたので、ときどきは実家を訪ねたようです。

ですから、基本的には夫婦二人で暮らしていたのですが、あるとき、病院嫌いの父が倒れて、救急車で運ばれたのです。2002年の2月でした。10年前の会社の健康診断では糖尿病を指摘されていたのですが、まったく治療はしませんでした。

緊急入院でいったんは持ち直したものの、4日後に、心不全で亡くなりました。

77歳でした。

母は冷静に受け止めて、延命治療も望まず、「無理を言って緊急入院をさせていただいて、もう十分満足しています。本当にありがとうございました」と担当医師に挨拶していました。さすが、大正生まれの母だと思いました。

それからしばらくして、母は弟夫婦のいる相模原市に引っ越すことになりました。私と弟が強く勧めたからです。母は父が亡くなる1年前に交通事故に遭い、足腰が弱っていたのです。

母の希望で南向きの1Kのアパートに引っ越しました。ですから、荷物は富士市にほとんど置いてきて、必要最低限のものだけを持ってきたのです。昔は本も好きだったのですが、目を悪くして、本があまり読めなくなったのに、テレビも持っていきませんでした。

日々をどのように過ごしていたのかと思いますが、母の口からは不平不満は一切なく、穏やかに暮らしていたようです。ゆっくり歩いて買い物へ行って、自分で調理してそれを食べ、洗濯や掃除をして、夜は風呂へ入って寝る。そんなことを繰り返していたのです。

父が亡くなって5年後の2007年の5月、弟から電話がかかってきました。

「いつも夕方6時に電話をかけているのに、お母さんが出ない」

私は弟にすぐに様子を見に行くよう伝えると、再び電話がかかってきました。

「だめだ。浴槽の中で、ずいぶん時間がたってる」

私が相模原のアパートに着いたときは、警察が母の遺体を浴槽から取り出してくれていました。ずいぶんふやけていたので、難しかったと思います。私は警察と一緒に検視に立ち会いました。水没した顔は本人確認ができないほど腫《は》れていましたが、その他の特徴は母そのものでした。病院で亡くなったり、かかりつけ医がいたりする場合は「死亡診断書」を出してもらえますが、そうでない場合は、警察による検視の後、医師による検案が必要となります。そして、急性虚血性心不全という死因で「死体検案書」を作ってもらいました。81歳でした。

ひとり暮らしをしていたので、いつかはこうなると思っていました。しかし、息子としてはもう少し早く気づいてあげたかったという気持ちはもちろんありました。そして、毎晩、亡くなった母に「申し訳ありませんでした」という気持ちで、手を合わせていたのです。

しかし、そのような後悔の念は不要だということが2年後にわかりました。霊能力を持った友人の計らいで、母の霊と話すことができたのです。母は「心配させて、ごめんなさい」「ずっと見ていた」「こちらの居心地はいい」というようなことを伝えてきました。

その体験以来、本当に「死ぬこと」はなにも心配いらないということを実感しています。それは、あの世へ行く人にとっても、この世に残る人にとってもです。

家族を
ひとりで旅立たせても、
後悔しなくていい

「孤独死はかわいそう」の風潮にまどわされない

ここ数年、「孤独死」という言葉がマスコミによく登場するようになりました。もちろん、その言葉にいいニュアンスは含まれていません。

「だれにも発見されず、かわいそう」「死体が腐ってしまって、臭いがひどかった」「すぐに救急車で運ばれれば、助かったかもしれないのに……」など。

しかし、私の母もそうですが、ひとりで自宅で死ぬということは、立派なことです。まず、それまで身の回りのことは自分でおこなっていた。身体の調子が悪くても、入院するほどではなかったのです。

褒《ほ》められることこそあれ、同情されることではありません。

私も、母の死に方は潔《いさぎよ》いと思いました。先述したように、息子としてはもう少し、なにかしてあげたかったと思ったのですが、母はそれを必要としませんでした。私も母のようにひとりで、自宅で死ぬことが理想だと思うようになりました。

現実問題として、病院で亡くなることは限界を迎えようとしています。病院の機能はあくまでも病気を治すことであって、死なせてあげることではありません。ですから、治癒が見込めない高齢者をいつまでも抱えておくことは難しいのです。

急性期病院の後の療養型病院でも3か月たったら、退院していただくのが基本です。

厚生労働省は、その受け皿を地域に求めています。

「団塊の世代が75歳以上となる2025年を目途に、重度な要介護状態となっても住み慣れた地域で自分らしい暮らしを人生の最後まで続けることができるよう、住まい・医療・介護・予防・生活支援が一体的に提供される地域包括ケアシステムの構築を実現していきます」と宣言しています。

そして、自治体ごとに「地域包括ケアシステム」をつくるように指導しています。

つまり、現在約80%の人が病院で亡くなっていますが、厚生労働省の方針としては、「病院ではなく、家で死んでください」と言っているのです。「地域で自分らしい暮らしを人生の最後まで続ける」というのはそういうことです。また、独居の人は今後も増えるでしょうから、必然的にひとりで、家で死ぬことは増えていくのです。

それなのに、いっぽうでは「孤独死はかわいそう」というイメージを流す。国民が不安に感じるのも仕方ありません。

ですから、世間の風潮にまどわされることなく、最後まで病院へ行かず、家で生活をし続け、自宅で死を迎えることを目標にしてはいかがでしょう。それは独居の人も、家族と同居の人も同じです。

選挙になると政治家は社会福祉の充実を訴えます。それも期待しないほうがいいでしょう。どう考えてもこのまま少子高齢化が進めば、医療も介護も今までどおりにはいかないのは、小学生でもわかることです。

「医療や介護が不足する」と心配するのではなく、「医療や介護のお世話にならない」と意識を変えたほうがいいでしょう。どのみち、不足するのですから、心配しても仕方ありません。

なにかあったら、国にどうにかしてもらおうとするのではなく、自分でどうにかするという意識を持ちましょう。

なぜなら、そのほうが幸せを感じるからです。自分の環境をだれかのせいにして、不足感を味わうより、自分でなんとかするという自由を味わいたいものです。

長生きをすればするほど、その人のそれまでの生き方や考えがすべて表れてきます。世間がなんといおうと、マスコミがなんといおうと、自分の後始末は自分で考えるのが、日本人らしい生き方だと思います。

これからは、家で逝くことを考える

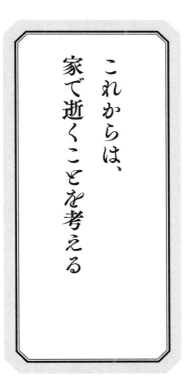

第四章
お迎えが来る日まで、精いっぱい楽しむ

目の前のことに夢中になる

心配せずにあの世へ行くためには、ちょっとした準備体操が必要です。それは、毎日を丁寧に生き、毎日を楽しむことです。もちろん、人生は楽しいことばかりではないかもしれません。でも、小さい子どもが目の前のことに夢中になっている姿は私たちが理想とする姿です。そんな姿が「中今《なかいま》を生きる」ということです。

私がさまざまな本で述べてきたことや、講演会でお話ししていることは「中今を生きる」ということです。それでも、読者や講演会にいらしたお客様から、さまざまな悩みを相談されます。「中今」を生きていたら、なにも問題がないのに、なぜ悩みが出てくるのだろう、と不思議になります。

これは嫌味で言っているのではなく、みなさんがどこでつまずいて悩んでいるのか、私には本当にわからなかったのです。

悩みは身体のこと、仕事のこと、お金のこと、家族のこと、友人関係のことなどさまざまですが、共通点があることがわかりました。それは、みなさんが相対感を持っていることです。

○○さんと比べて、平均と比べて、昔と比べてなどです。「中今を生きる」と他と比べることがなくなりますので、自分を生きているかをチェックする一つの目安になると思います。

私は学生時代、自活していたので、土木・建設作業のアルバイトをよくしていました。不慣れだった仕事がだんだん慣れて上手に早くできたり、道路工事に貢献できたりすることに喜びを感じていました。お金もたくさんいただけて、身体も鍛えられたので、とてもありがたかったのです。

ところが、ある日、プロの職人さんから「兄《にい》ちゃん、ずいぶん一所懸命やっているけど、いくらもらってるんだ？」と聞かれたので、正直に答えました。そうしたら、それが彼らの3分の1だということがわかったのです。聞いたほうは「えー」

と言って驚いていましたが、私は「ああそうなんだ。それは仕組みだから仕方ない」と思ってさして驚かなかったことを覚えています。

ですから、その話を聞いた前後で、働きぶりを変えることはありませんでした。もし、ここに相対感を持ちこむとどうなるでしょう。「同じ仕事で、給料が違うのは不公平だ」「○○さんは○○円もらっていて、ずるい」「3分の2もピンハネする紹介業者は不当だ」と不満しかでてきません。

もちろん、どう思ってもその人の自由ですが、なにも比べずに自分の仕事だけに集中していれば、不満は出てきません。心が穏やかに過ごせるということは、それだけで幸せです。

もし、なにかの分野で一番を目指していたとしても、一番になれなかったら、どこかに収まることをよしとしなければいけません。一番が勝ちで、それ以外は負けということはありません。役割の違いがあるだけです。それで、得られる収入が違っても、比べなければ不満はでません。

それでも、どうしても比べることが好きな人には「最低の条件と比べる」ことをお勧めします。自分自身の大変なときでもいいですし、よその国でもいいでしょう。今でも、食べるものがなかったりする国はいくらでもあります。それに比べたら、幸せと思えませんか？

なによりも、あの世へ帰るときはこの世の地位や財産はまったく関係ありません。手荷物なしで、魂だけが帰ります。そして「ただいま、たくさん遊んだから、もう帰る」と子どものような気持ちで、帰りたいですね。

身体も、お金も、地位も、
なにも比べない

明日のために、今日を我慢しない

◎明日のために、今日を我慢しない

高校を卒業して、一つの会社で一所懸命に働き、50代でその会社の社長になった知人がいます。彼は会社にも人にも、とても誠実に対応する人です。ただ、彼が「私の座右の銘は『先憂後楽』です」と言っていたことが気になっていました。

彼が社長になって3年目。泌尿器系の病気に罹《かか》ってしまいました。原因はストレスであることは間違いありませんでした。私は「ああ、やはりそうとう無理をしていたな」と思ったのです。

「先憂後楽」というとイソップ童話の「アリとキリギリス」を思いだします。アリは冬に備えて、夏から一所懸命働きます。キリギリスは歌を歌ったりして、遊んで暮らします。結末は、二つあるそうです。冬になって、食べ物がなくなり、キリギリスが死んでしまう。もう一つは、困っているキリギリスにアリが食べ物を分けてあげる。いずれにしても、将来に備えて、今、働けということです。

私は子どものころ、この童話を読んで、違和感を覚えました。「なんで、将来のために今、働かなければいけないのだろう」と思ったのです。その違和感は今でも同じです。働くことに、いちいち理屈はいらないのです。ましてや、来るか来ないかわからない将来のために、今を犠牲にする必要はありません。

病気になった私の知人も、先になって困らないために、今できることを全部しようという意識があったのだと思います。もちろん、さまざまな課題から目を背《そむ》けずに、対処していく姿勢は立派です。しかし、そこに今を犠牲にするような気持ちがあると、大きなストレスを抱えることになります。「中今」からずれてしまうからです。

仕事は日々、いろいろな事件が起こります。それに対して、一つひとつ片づけていくような気持ちで、ラクに取り組めばいいと思います。また、仕事にはさまざまな、守らなければいけない期日や予算があると思いますが、それを守るためだけに仕事をするのも本末転倒です。

「アリとキリギリス」を、日本風に書き換えるとこうなります。

「アリは食べ物を運ぶのが大好きなので、いつもみなで運んでいます。キリギリスは歌が得意なのでいつも歌を歌っています。アリの横で歌うと、アリも気分がよくなって、元気に食べ物を運べます。冬になったら、外に出られないので、アリが運んだ食べ物をキリギリスと一緒に食べます。アリはキリギリスの歌を聴いて楽しく過ごします」。働くことに理由はいらないのです。そして、それぞれ、役割が違うので、人の仕事をうらやんだり、蔑《さげす》んだりする必要はありません。

「今日も朝、起きて仕事ができた。ああ、ありがたい」と一日が終われば幸せです。

これが、西洋的な発想が入ってこなかった江戸時代までの日本だったと思います。

労働を罰ととらえた西洋と、働くことは自然なことと感じる日本の違いではないでしょうか。

残念なことに、明治以来、そして戦後ますます西洋的な発想で働く人が増えたように思います。夏休みにハワイに行くために、今、我慢して残業する。老後のために貯金をしたいから、今、我慢して働く。このように、今を犠牲にすると、心が疲れるだけです。どんなに面倒と思う仕事も、「中今」の気持ちで取り組めば、ストレスなく心穏やかに過ごせます。そして、「今日一日、働けた。ありがたい」と積み重ねていけばいいのです。

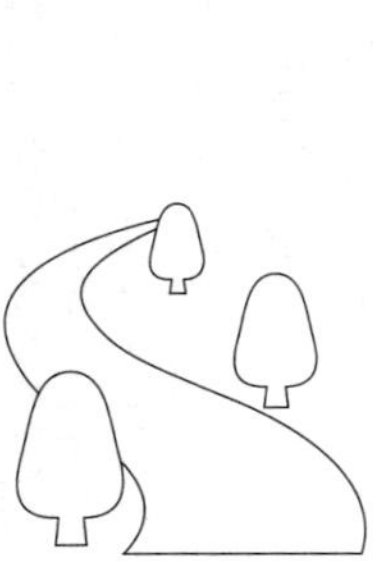

一日が無事に終わった。
ああ、ありがたい

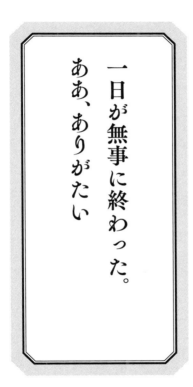

「努力」「一所懸命」を目的にしない

「人生は一度きりだから、一所懸命に生きる」という人は多いと思います。私は子どものころから、そういう話を聞くたびに不思議に思っていました。

「人生が一度きりなら、なにをやってもいいのでは？」と思うほうが自然です。

どうせ死んで無になるのなら、一所懸命に生きるより、欲望のまま生きればいい。それこそ、自分がいなくなるなら地球を破壊したっていいわけです。でも、多くの人はそう考えない。

私は子どものころ、私のなかにそれを許そうとしない「良心」というものがなぜあるのか、ずっと考えていました。

海外では戒律の厳しい宗教があったり、「地獄」というものを意識させたりして、人の行動を規制しています。

いっぽう、日本人の多くは自然と良心が働くのは素晴らしいと思います。宗教を必要としないでも「お天道様が見ている」という感性があることが尊いのです。ある意味、そこに日本人の魂の役割があるのではないでしょうか。

ただ、日本人が好きな「一所懸命」や「努力」には、ちょっと注意が必要です。もちろん、それらを否定はしないのですが、目的を間違えてはいけません。

母が亡くなる半年前に、仕事に打ち込んでいた私に「もういいんじゃない。（どんな仕事だって）自分の身を壊してまでやるものではないでしょう」と言いました。それまで、小言《こごと》めいたことを一切言わない母だったので、その言葉は強烈でした。私が仕事を一所懸命にすることは手段であって、人生の目的は私自身が心穏やかに幸せに生きることです。

幸せに生きるとは、本当の自分に一致して生きるということです。自分に一致していることをやっているときは無心になっています。ですから、なにかを我慢したり努力しているという気持ちはありません。無心になって取り組んでいますから、ストレスがないのです。

小さい子どもが遊んでいる姿を思い浮かべてください。努力して遊んでいますか？　ただただ、無心に遊んでいるのです。お母さんが迎えに来るまで、時間も気にせず遊んでいます。この気持ちが「中今」です。

子どもたちは昨日の後悔も、明日の心配もしていません。

「今日は砂場で遊んだけど、本当はブランコがよかった」とか、

「今、一緒に遊んでくれた○○ちゃんが、明日来なかったらどうしよう」などとは考えないと思います。

「中今」を生きていない大人は、過去のことや将来のことで悩んでしまうのです。過ぎてしまったことをあれこれ考えても、なかったことにはできません。

子どもは「○○ちゃんが来なかったらどうしよう」とは思わずに、いるメンバーで遊びます。

今いるメンバー、今ある環境で、できることを無心にする。我慢や努力ではなく、

「中今」の気持ちで取り組むのみです。
今、この瞬間には後悔も心配もないからです。

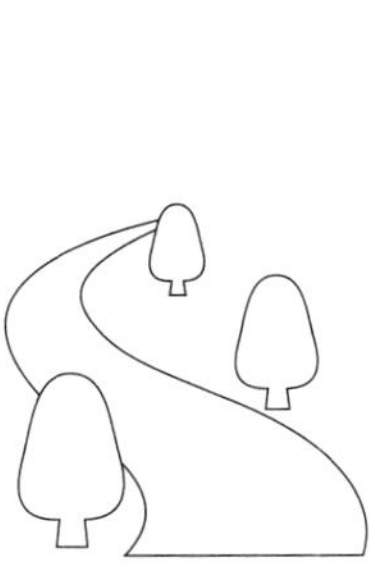

今の環境で、
できることを無心に取り組む

今に生きた縄文人

２０１８年の夏、東京国立博物館で「縄文展」が開催されました。学校の教科書では狩猟採集をしていた未開の時代と習いましたが、もっと豊かな時代だったのではないかと、今、見直されています。博物館で見た縄文土器や土偶は、とても高い精神性と文化があったことを示しているようでした。

縄文文化は、少なく見ても１万６５００年前からある世界最古の文化です。縄文人は１万年以上も争いがなく、調和のとれた生き方をしていたのです。なぜ、縄文人はそんなに長い間、平和に暮らせたのかというと、今の人間と比べて霊性が高かったのです。高次元の存在と直接話ができたのだと思います。そして一人ひとり皆、自分の役割を知って生き、あたかも身体のように自然と一体となって、全体として有機的に働き、調和のとれた社会（いわゆる「大調和」社会）を営んでいたのでしょう。
日本には磐座《いわくら》といって、大きな岩が人工的に置かれている場所がたくさんあります。どうやって、そこに置いたのでしょう。当時は、もちろん今ふうの土木機械がありません。ですから、縄文人は霊的な力で、大きな岩を動かしたといわれていま す。

また、縄文土器の縄目の模様はトーラスという、エネルギーの流れを表すものです。土器は祭祀用といわれていますが、食べ物や水も入れていたと思います。トーラス模様がある土器に入れておけば、腐りにくかったのでしょう。

なぜ、縄文人はそのような霊的能力があったのでしょうか。それは、「中今」に意識を合わせ、高次元につながっていたからだと思います。それほど、「中今を生きる」ことには力があるのです。

しかし3000年ぐらい前、大陸から人々が日本列島に入ってきて、縄文人と混血していったといわれています。ちょうどそのころから、世界は感性から知性を優先させる時代になりました。つまり、頭を優先的に使うようになったことで、自然と一体になる感性を閉じてしまったのです。

世界は「力こそ正義」という時代に突入し、争いと支配を繰り返します。それでも、日本は、縄文人の感性を残そうとしました。天孫降臨《てんそんこうりん》です。古事記では天照大御神《あまてらすおおみかみ》の孫が、天照大御神の神勅《しんちょく》を受けて、高千穂峠に天降《あまくだ》ったと記されています。そのひ孫が神武《じんむ》天皇になるのです。神武天皇から万世一系となる天皇は、神の子孫ということになります。

これは、神々が人間にオーバーシャドウ（意識を投影）して、天皇という存在を創ったということだと思います。つまり、神々は縄文人のように、調和を大切にし、「中今」に意識を合わせるような人々を日本列島に残そうとしたのではないでしょうか。私は、日本は神々の意識を反映する最古の国として、世界に範を示す役割があると思います。古代の日本人のように「中今を生きる」民族は他にもいました。オーストラリアにいるアボリジニも霊的能力を持ちテレパシーで話ができたといわれています。

ちなみに、アボリジニの人はテレパシーを使うコツが二つあると言っています。

① ウソをつかないこと

② エゴを捨てること

どうでしょう？　縄文人やアボリジニのように私たちはエゴを捨てて、正直に生き、「中今」に意識を合わせることができるでしょうか。

難しいと思う必要はありません。それは、日本人が本来持っていた感性ですから。

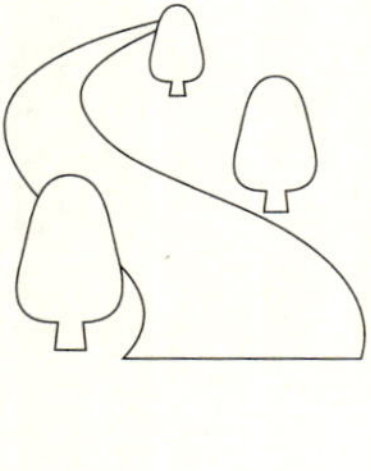

縄文人の霊性を、日本人は受け継いでいる

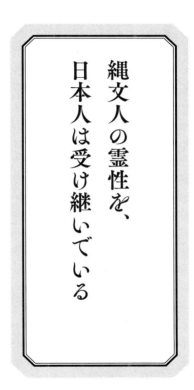

もう一度、童心にもどる

講演会などで「中今に生きる」大切さをお話しさせていただくと、たいてい次のようなご質問をいただきます。

「『中今』が大切なのはわかりましたが、どうしたらそうなれるのですか?」と。

みなさん、難しく考えすぎです。すべての大人は、昔、子どもでした。その子どものころの感性に戻ればいいのです。それが、先述した縄文人の感性にもつながります。

たとえば、空を見上げて、雲を見る。あれはウサギに見える、カメに見えるとイメージを膨らませて遊んでみる。

公園へ行って小さな花や小さな虫を見つけてみる。きれいだな、面白いなと思う。緑の匂いを身体いっぱいに吸い込んでみる。そうして、童心にもどることができたら、それが「中今」です。

次にリラックスできることを自分なりに見つけて、心も身体も緩めることをお勧めします。現代人はあまりにも交感神経を優位にさせて、緊張状態を続けすぎています。

好きな音楽を聴いて、好きなものを食べる。コーヒーが好きな人はコーヒーを飲む。紅茶が好きな人は紅茶を飲む。

緩めることができたら、必要なときに、集中力を高めることができると思います。何事も緩急が必要です。緩めるときがあるからこそ、仕事をするときでも、料理を作るときでも無心になって取り組むことができるのです。ですから、「ながら仕事」はお勧めしません。緩めるわけでもなく、集中するわけでもないからです。中途半端はよくないでしょう。

無心になると、よいことがあります。ひらめきを得ることができるのです。直観がさえるともいえます。直観とは不思議なもので、急にパッと思い浮かぶのです。

理屈で考える人は「それは今までの経験と思考で生み出されたもの」と説明するかもしれません。しかし、直観とはそういったものを超えた神様との対話と思ったらどうでしょう。自分ひとりの考えではないと思うと、かえって謙虚な気持ちになります。

「私の考えは私ひとりが考えたもの」と思うのは不遜です。また、自分が考えたアイデアなのか、直観から得たものなのか、区別することも不要です。いい考えができたときはなんでも「ありがたい、ありがたい」と言って、いただけばいいのです。

さて、「中今」に生きるコツとして、童心にもどる、リラックスするを挙げましたが、もう一つお勧めしたいことがあります。それは一つひとつの行動に意識を乗せるということです。

たとえば、家に帰ってきたら、カバンから鍵を出す。鍵をカチャッと入れる。鍵を抜く。ドアを開ける。ドアを静かに閉める。靴を脱ぐ。靴を揃える。玄関からフロアに上がる。

どうでしょう、家に帰ってくるだけで、このようにたくさんの動作をしているのです。それを私たちは普段、無意識に何気なくやっていますが、これを意識化するのです。そして、一つひとつの動作をゆっくり丁寧にする。これは仏教の修行にもあるそうです。

効果としては、一つひとつの動作を意識化することによって、そこに感謝を乗せることができるのです。水を飲む場合でも、手が動く、ありがとう。水が飲みたい、水がある、ありがとう。コップを持つ、指が動く、ありがとう。コップの水を飲む、飲み込める、ありがとう。こう思っていると、今、水を飲むときに、明日の仕事のことなど考えません。それを何万回と繰り返せば、自然と「中今」になります。

厳しい修行をしたり、自分を律したりする必要はありません。肩の力を抜いて、無心になる。一所懸命もいりません。今に感謝して、その瞬間を生きるだけです。その続きに「死」があるだけなのです。だからなにも心配いりません。

一つひとつの動作に
感謝を乗せて中今になる

第五章
「死に上手」になるための準備

ピンピンコロリと逝くために

ピンピンコロリというのは、多くの人の理想ではないでしょうか。昨日まで普通に暮らし、次の日の朝、起きてこなかった。私もそれが理想です。しかし、そうならなくても、もちろんいいと思っています。

これは強がりで言っているのではなく、なにに対してもそう思っています。なにかを望むとき「そうなったらうれしい。でも、そうならなくても大丈夫」という気持ちです。

ところが、みなさんが望むピンピンコロリはなかなかできないというのが、今の日本です。介護がいらない健康寿命は男性で72・7歳、女性は75・4歳です（内閣府『令和5年版高齢社会白書』）。平均寿命は男性81・4歳。女性は87・5歳ですから、日常生活に制限がかかってから男性で約9年、女性は12年あることになります。

これは、世界でも類を見ない数字です。

このギャップを限りなくゼロにするのが、ピンピンコロリ活動です。健康寿命を延ばすことは大事ですが、自然死を促すことも必要だと感じています。詳しくは第六章で述べます。

健康寿命を延ばすポイントとして、みなさんご存じのとおり、心持ち、食事、運動、睡眠が挙げられます。私がここで重ねて言うことは避けますが、一つだけアドバイスがあります。

それは食事についてです。なにを食べるかにこだわりが強い人が多いようです。世間には「〇〇は身体にいい」という情報があふれています。もちろん、バランスのよい食事は理想ですし、無農薬の野菜で手作りができれば、よりいいでしょう。

しかし、私も含め単身者は出来合いの総菜を買ったり、外食も多いと思います。学生は、コンビニ弁当のお世話になる人もいるでしょう。そのときに、出来合いのものしか食べていないからと、罪悪感を持って食べないことです。

食事はなにを食べるかではなく、どう食べるかです。なにを食べても感謝の気持ちで味わっていただく。これが食事の基本だと思います。よく噛むことも無料でできる健康法です。

どう食べるかをおろそかにして、なにを食べるかだけにこだわっている人はかえって病気を引き寄せるかもしれません。なにを食べるかという「こだわり」は不要なのです。大切なのは感謝の気持ちを持ち、おおらかな気持ちで、味わっていただくことです。

私は、肉食はしませんが、好みは人それぞれです。自分がいいと思ったものが必ずしも、他人にいいわけではないからです。身体が肉を食べたいと言っている人は肉を食べたらよいのです。こういう心持ちになることも、おおらかさを示すひとつです。

おおらかな気持ちと感謝の気持ちは、食事だけに必要なものではありません。すべてにおいて、この二つの気持ちはピンピンコロリにつながります。

おおらかと感謝の反対は、こだわりと不平不満です。独特のこだわりがあって、それにそぐわない人やモノを見ると、不平不満を言う。どうでしょう、そうならないよう心したいものですね。

正義感も、ときには厄介なものになります。私の知人で「赤信号を渡る人は不正をする人だと思います」と言った人がいました。その人は確かに、立派で真面目で不正など絶対にしない人ですが、自分の尺度を他人に当てはめています。きっと、赤信号を渡る人を見ると、腹を立てたり、バカにしてしまうことでしょう。「自分は赤信号を渡らないけど、他人が渡っても気にしない」という気持ちのほうが病気になりにくいと思います。なによりも、心が穏やかになります。

ピンピンコロリと死にたいのであれば、生きているあいだは、おおらかな気持ちと感謝の気持ちが大切です。

食事は、なにを食べるか
ではなく、どう食べるか

家族がいてもいなくても、リヴィングウィルを作っておく

「リヴィングウィル」という言葉を直訳すると「生前の意思」となります。終末期の医療やケアについて、判断能力があるうちに、延命治療の要・不要を含め、自分の望む治療方法を示しておくという意味です。「事前指示書」と呼ぶ場合もあります。

厚生労働省では2007年に「人生の最終段階における医療の決定プロセスに関するガイドライン」を作成しました。自らが希望する医療・ケアを受けるために、医療・ケアチームや家族との話し合いを促しています。そこでは「人生会議（アドバンス・ケア・プランニング）〈ACP〉」という言葉を使っていますが、要するに自分の意思表示をしましょうということです。

ガイドラインを作成した背景は、前年の2006年に、富山県の病院が終末期の

患者の呼吸器を外したことに対して、警察の捜査が入り、事件化したことがあります。

その後、日本救急医学会をはじめ、さまざまな団体もガイドラインを作り、延命治療を中止しても警察沙汰にならないように配慮しました。

ただし、リヴィングウィルに法的効力はありません。したがって、本人が延命治療を望んでいなくても、病院が延命治療をする場合もあるでしょうし、生きていてほしいと願う家族が延命治療を希望する場合もあるでしょう。

そうなった場合、患者さんは托鉢《たくはつ》の精神で延命治療を受け取り、周囲のみなさんにお任せするしかありません。しかし、リヴィングウィルを書かなければ、延命治療のフルコースを受けることになります。無駄な延命治療を受けたくないと思っているのでしたら、やはり意思表示は重要です。

126ページに、リヴィングウィルの例を示しました。

リヴィングウィルは、できるだけ具体的なもののほうがいいでしょう。「延命治療をしないでください」と書いてあっても、点滴から人工呼吸器までさまざまなものがあります。医療する側が迷わないような書き方のほうが、実効性は高まります。遺言書と同じで、署名・捺印・日付は必要です。できれば、立会人として家族の署名・捺印があればさらにいいと思います。

なによりも大切なのは、気が変わったら、すぐ書き換えるということです。だれにも遠慮することはありません。毎年、誕生日に見直すのでもいいでしょう。あるいは、実際に病気になって入院するときに、書き終えたリヴィングウィルをもとに、前述したアドバンス・ケア・プランニングを医療チームや家族と話し合うこともいいでしょう。

それではリヴィングウィルはだれに渡し、どこに保管すればいいのでしょうか。同居の家族がいる人は家族に渡すのがいいでしょう。それだけでは不十分と思う場合は、かかりつけ医に渡しておくことをお勧めします。かかりつけ医の重要性は後ほど述べますが、延命治療を望まない場合には彼らの協力が大きなものになります。

家族がいない人もリヴィングウィルを書いて、友人やかかりつけ医に渡しておくといいでしょう。そして、保険証と一緒に、わかりやすいところに保管しておきましょう。私は冗談半分で言うのですが、「いよいよ終わりが近いと思ったら、リヴィングウィルをカードにして、首から下げておきます」と。ちなみに、私はリヴィングウィルの控えを友人に預けています。

みなさんも、家族がいる、いないにかかわらず、友人、かかりつけ医、自治体などと連携をとって、延命治療についての考えを表明しておきましょう。

もしリヴィングウィルを書くことができなくて延命治療のフルコースになっても、心配いりません。どんなに延命してもいつかは、きちんと死ねます。多少、足止めを食らったとしても、あの世へ行けば、すべて楽しい思い出になるのですから。

延命治療についての考えを表明しておこう

終末期医療に関する事前指示書

私は、自分自身の終末期の医療・ケアについての私の意思を明らかにするため、下記の通りの指示を致します。この指示は私の精神が健全な状態にあるときに私自身の考えで書いたものです。


（延命措置）

私の傷病が不治の状態であり、死が迫っていると診断された場合には、延命措置をしないでください。私の意識がなくなった場合や、はっきり意思表示ができない場合も同様にしてください。
●私が自分の力では水も飲めず、食物も食べられなくなったら、無理に飲ませたり、食べさせたり、点滴や栄養補給をしないでください。
●胃管を入れたり、胃瘻を作ったりしないでください。
●私が自分の力で呼吸ができなくなっても、人工呼吸器をつけないでください。
●昇圧薬の投与、輸血、人工透析、血漿交換をしないでください。

（苦痛の緩和）

私の苦しくみえる状態を緩和する治療をしてくださるなら、ありがたくお受けします。

私の要望を受け入れてくださった方々に深く感謝申し上げるとともに、その方々がなさってくださった行為の責任はすべて私自身にあります。

作成日			令和	年	月	日
本人	住　所					
	氏　名					（印）
	生年月日		明・大・昭・平	年	月	日
本指示書の証人	住　所					
	氏　名		私との関係：			
	連絡先電話番号					
私が自分の意思を伝えられなくなった時の連絡先	住　所					
	氏　名		私との関係：			
	連絡先電話番号					

以上の意思表明書に変わりはないことを認めます。

年　月　日　本人署名（自筆）　（　歳）（印）

年　月　日　本人署名（自筆）　（　歳）（印）

年　月　日　本人署名（自筆）　（　歳）（印）

自治体を利用する

私が東大病院の救急にいたとき、さまざまな人が運ばれてきました。家で急変した人、事故に遭った人、道で行き倒れていた人……。身元がわからない路上生活者もいました。身元がわからない人が亡くなった場合、所持品などをチェックしますが、病院だけでは無理な場合は警察に頼みます。警察でも身元がわからなかった場合は、自治体で火葬し、その後の手続きをします。身元がわかっても、親族が引き取らないこともあります。そのときも、自治体が引き受けるのです。

このように「私は天涯孤独なので、死んだ後はどうなってもいい」と思ったところで、最後はだれかのお世話になるのです。運転手（魂）は旅立ちますが、乗っていた車（身体）はこの世にとどまる以上、人様のお世話になることは避けられません。ですから、生きているときには、社会性を保って、どこかとつながっているほうがいいのです。

子どもと縁を切っていたとしても、兄弟がいるなら、連絡し合うとか、友人に最後の後始末を頼んでおくとか……。どうしても、頼るところがなければ、自治体を利用することをお勧めします。

各自治体に温度差はありますが、さまざまな取り組みを始めています。

神奈川県横須賀市では2018年から「わたしの終活登録」という事業を開始しています。救急搬送時や死後、登録された情報を開示し、本人の意思の実現を支援しています。

また、神奈川県大和市でも「おひとり様などの終活支援事業」で、葬儀や遺品整理などの手配の支援をしています。

愛知県北名古屋市の「エンディングサポート事業」では、身寄りのない高齢者の葬儀などの生前契約をサポートしています。エンディングノートも、同市のホームページで公開しています。

しかし、このように終活をサポートしている自治体はまだまだ少ないのが実情です。まず、お住まいのところの自治体の福祉課などに相談に行ってください。困っていることを具体的に話せば、なにかしらのアドバイスはあると思います。

また、今は民間のサービスも充実しています。警備会社の見守りサービスや、お弁当や食材の宅配による見守りサービスなどです。コストがかかりますが、孤立しない手段はいくらでもあるのです。

自分自身の情報の整理という意味では、エンディングノートを書くこともいいと思います。エンディングノートはリヴィングウィルや遺言書を包括するものです。市販されているものもたくさんありますから、自分自身の情報の整理として利用されるといいと思います。

自分は財産がないから関係ないと思っていても、他人にはわからない情報というのは案外あるものです。たとえば、昔、入った保険とか、会員制のスポーツクラブとか……。自分にしかわからないと思う情報は、家族がいる、いないにかかわらず、見つかりやすいところに見やすく整理して、置いておくようにしましょう。

今は、デジタル遺品もたくさんあると思います。コンピューター上で取引していた金融商品、電子マネー、ＳＮＳ上のアカウントなど……。神経質に管理する必要はありませんが、デジタルデータもできるだけ整理して、家族や友人に一覧表を渡しておくと安心です。

昔は「しゅうかつ」といえば、就職活動のことでしたが、今は「人生の終わりのための活動」（終活）です。ゲーム感覚で、取り組むことも面白いかもしれません。

ここでも、神経質にならず、おおらかに取り組んだらよろしいかと思います。

自分にしかわからない
情報は、見つかりやすい所に
置いておく

医療の地域格差を受け入れる

日本に病院とクリニックはどれぐらいあるかご存じですか？
病院とはベッド数が20床以上の医療施設を指します。19床以下や無床の小規模な診療所がクリニックとなります。日本全国で病院は約8200軒、クリニックは約10万軒あります（厚労省医療施設調査：令和4年10月概数）。その他、歯科診療所は約6万8000軒ですから、コンビニの数より多いのです。

軒数が多いこともあり、医療施設がすべて万全の態勢かというとそうではありません。10万軒あるクリニックは言うに及ばず、病院でも約8割は総合力が不十分といえます。

近くに病院があれば安心と思うかもしれませんが、本当に機能している病院かどうかは別問題といえます。

病院という箱があればいいというものではありません。医者も看護師も必要です。最新の医療機器があれば検査もスムーズに行うことができます。人口の多い都会では、このような総合力を兼ね備えた病院が多いのは事実です。ただ、地方の病院では、圧倒的に医者も看護師も少なく、最新機器が使えるというわけにもいきません。

現役時代に、この問題を解決しようと、病院を統廃合して、広域をカバーする高機能の病院をつくろうとしたことがあります。しかし、叶《かな》いませんでした。病院の8割が民間で、調整が難しかったということもありますが、なによりも各自治体と住民が、病院までのアクセスを重要視したことが障壁でした。

アメリカの場合は、アクセスを二の次にして大きな病院をつくっています。国土面積が25倍、人口が2・6倍のアメリカの病院数は日本の病院数の3分の2の5564軒しかありません（全米病院協会調査：2017年）。

日本とアメリカの医療保険制度の違いもあるでしょうが、日本とアメリカの風土の違いも大きいと思います。日本は国土が狭い分、アクセスの利便性を重視するということでしょう。

地域格差は医療格差に直結します。都会ではすぐ近くに病院がありますが、田舎で暮らせばアクセスは不便になります。最新の医療が受けられる保証はありません。そうであるならば、地方の人は、都心と同じ便利さを求めるのではなく、不便さを逆手にとって、予防に励むことができるのではないでしょうか。

じつは、私は健康診断を受けていません。予防には努めますが、後は、自然にまかせたいと思っているからです。病院に行けば検査されます。些細なことでも、病名がつけられれば治療が始まります。しかし、診断を受けなければ、病気は見つかりません。一つの考え方ですが、病院を気軽に利用できることが幸せとは限りません。

病院と縁の少ない離島で暮らし、ある日、コテッと逝くのも、私はいいと思っています。

田舎の不便さを逆手にとって、予防に励む

在宅医療をしてくれる、かかりつけ医を見つける

前節でクリニックは約10万軒あるとお話ししました。みなさんも風邪をひいたときなど、気軽に利用されていると思います。ただ、現状は、患者さんは救急でなければ、まずクリニックに行くので、限定的な治療に限られます。

これからますます病院ではなく、自宅で治療をすることが増えてくることは間違いありません。そこでみなさんに見つけていただきたいのは、在宅医療をしてくださるクリニックです。ただ、現状では、在宅医療をしてくれるクリニックはまだ限られています。

在宅医療は、目的に応じて二つあります。

① 必要に応じて行う往診
② 定期的に行う訪問診療

先述しましたように、厚生労働省は地域包括ケアシステムを構築して、それぞれの地域で高齢者が暮らせるように促しています。その意味は、改善の見込みのない方や認知症の方は、もう病院に長期間入院していることはできないということです。ある程度長く入院できる療養型の病院もありますが、今後、減ることはあっても増えることはありません。ですから、在宅医療は必須になってくるのです。

在宅医療をしてくれるクリニックがまだ少ない理由は、ひとえに大変だからです。小さなクリニックで一人の医者が、一定の地域に限られるとはいいながら、24時間365日体制をとることなど不可能に近いことです。

現実的な対応は、地域の医者たちが連携して、在宅医療をグループで診《み》ていくことだと思います。現状、在宅医療をしてくれるクリニックは少ないですが、必要なことで、増えていく方向になるのは間違いないことだと思っています。

在宅医療をしてくれる「かかりつけ医」に期待することは、主に二つです。

①　治癒が見込めなくなった場合に、緩和治療をしてくれること
②　死亡診断書を書いてもらうこと

ガンに罹《かか》ると、病状の進行により耐えられない苦痛を伴うことが少なくありません。治療できればいいのですが、治癒が見込めないこともあります。その場合、同じような治療行為を続けることは拷問になりかねません。この場合、緩和治療がもっとも適切な治療となります。

私の弟は大腸ガンの肝転移による肝不全で亡くなったのですが、我慢強い弟が最後はひどい苦しみを訴えていました。ところが緩和治療をおこなうようになってからは穏やかに過ごせるようになりました。もし病院を出されても、在宅で緩和治療を受けられるのは大事なことです。

二番目の、生きているうちから死亡診断書の話とは、驚かれたかもしれません。

もちろんこれは、生きているうちに書いてもらうものではありません。今の日本ではひとり暮らしはもちろん、家族がいても、医療に無縁のまま家で亡くなると結果的に警察の御厄介になります。死因が特定できなければ場合により法医解剖をされたり、家族が警察に事情聴取されたりして、大ごとになってしまいます。

かかりつけ医がいれば、訪問診療の記録もあり、その病気で亡くなったことが明らかか、あるいは老衰であれば、かかりつけ医が看取っていなくても、死亡診断書を書いてもらうことができます。

ひとり暮らしでも家族がいても、亡くなったら魂は天に向かいますが、遺体は現世にとどまります。遺体の始末を円滑にするためにもかかりつけ医を見つけておくことは重要です。

かかりつけ医がいれば、家で、安心して死を迎えられる

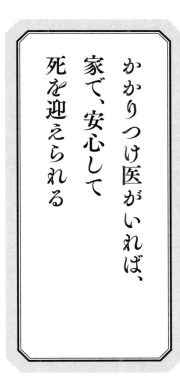

墓は必ずしもいらない

終活の中で、葬式と墓をどうするかはみなさんが気にかけるところです。最近は葬式を家族だけでおこなう方が増えています。私も、両親と弟の葬式はそれぞれ故人の遺志により家族だけですませました。

葬式は故人の遺志もさることながら、遺された遺族のためにおこなうものだと思います。ですから、遺族が盛大におこないたいのであれば、故人はあの世から眺めていて受け入れてくれるでしょう。

葬式というのはさまざまな段取りがあって、実務が忙しくなります。その結果、悲しみがまぎれたりしますし、気持ちが整理されたりします。区切りをつけるためにも葬儀は必要なのかもしれません。

墓は、不要だと思う人が増えています。私もそのひとりです。

私の両親は死後、ある大学に献体登録をしたため、遺骨はその大学の納骨堂におさまっています。献体というのは解剖学の実習用教材となるために、遺体を提供することです。私も登録しています。

医学生のときは、解剖の授業で遺体を使わせていただき勉強させてもらいました。ですので、「じゃ、自分も」という気軽な気持ちで学生時代に登録したのです。

ただ、死因が不明な異状死で司法解剖や行政解剖をされた場合は、献体には適さなくなってしまいます。いずれにしても、遺体に私の魂はないので、後はどのように処理されても構いません。

墓も葬式と同じで、遺された家族のためにあるものだと思います。そこに行けば、亡くなった人に意識を合わせ、自分の心を整えることができます。ですから、私のように自分の後にお参りする人がいないとわかっている人は、墓じまいをすることもいいでしょう。

墓じまいも永代供養もそれなりにお金がかかりますが、もし、自分がそれをするタイミングと思ったら、謹《つつし》んで役割を果たすことも先祖の供養になります。私のある友人は墓じまいをして、その遺骨を伊豆から福井の集合墓に移したと言っていました。そのときに祖父母、両親、兄、叔母をはじめ四代前まで遡れたそうです。

そもそも、墓が今のようなスタイルになったのは江戸時代後半になってからです。家族制度が一般庶民にも浸透し、家族で墓を守るようになりました。しかし、その家族制度もまた崩れようとしています。ひとりっ子同士が結婚したり、結婚しても子どもがいなかったり、そもそも結婚しなかったり……。そういったなかで、墓にこだわるのは無理があるのだと思います。

古代の日本では、土葬や風葬などが多く、火葬が普及しだしたのは平安時代からです。このように、死者の弔《とむら》い方も時代とともに変わります。ですから、墓じまいをすることに罪悪感など持たずに、家族と話し合い、いちばんいい方法を考えればいいのではないでしょうか。

「千の風になって」という歌は「私のお墓の前で泣かないでください　そこに私は

いません」という歌詞で始まります。この詩は、もともとアメリカの詩を訳したものらしいので、真理はまさに、万国共通ですね。

最後に、仏壇のこともお話しします。これも、生きている人たちがどうしたいかに尽きます。亡くなった家族を思い出す方法は、人それぞれでいいのだと思います。私は両親の位牌《いはい》をつくらなかったので、仏壇もありません。その代わり、リビングの神棚の近くに写真を置いています。

写真を見ると、両親に意識を合わせ、感謝を伝えることができるのです。もちろん、位牌に手を合わせ、お線香を焚《た》くと気分が落ち着くという人は、ぜひそうしてください。

墓じまいに、罪悪感を持たなくていい

第六章
今の医療で「死に上手」になるために

医療はほどほどに使う、という提案

1961年に、国民皆保険が施行されました。70歳未満の国民は3割の自己負担だけで、全国どこでも医療が受けられます。70歳から74歳までは2割、75歳以上は原則1割の自己負担です。国民が安価に医療を受けられるこの制度は、世界最高水準といってもいいでしょう。

ただ、諸刃の剣のところもあります。それは、医療や薬にすぐ頼って、予防の意識が少し低くなってしまったことです。ちょっとした風邪でも病院に行く人もいますが、じつは風邪を治す薬はありません。熱があれば下げる、咳《せき》があれば咳止めの薬を出すだけの、対処療法をするだけです。風邪でいちばんいいのは、外に出かけないで、家でゆっくりと身体を休ませることです。

そして、医療費は毎年増え続けています。今や45兆円（2021年度）と天文学的な金額です。このまま医療費が増え続ければ、保険料の負担金も増えて、国民皆保険の維持が難しくなっていくでしょう。ただ、近年の医療費の増加は、新薬を含め高度化した医療にかかる費用です。厚労省は2018年から「第三期医療費適正化計画」をスタートさせましたが、私たちも一人ひとりができるところから医療資源を有効に使うよう心してまいりましょう。

一例ですが、以前から問題になっている救急車の出動についても、東京消防庁の例でいえば約87万件の救急搬送の53％が軽症者でした（2022年）。公的データとしては古くなりますが（※これ以後、更新されたデータを目にしません）救急搬送の1回当たりの総コストは東京消防庁の場合4万5000円かかりました（「東京消防庁事業行政コスト計算書」2002年度）。人的・物的・時間的コストの大きさもさることながら、救急車が出払っていて緊急度の高い場への臨場に遅れを生じてしまうことも少なくありません。

さて、ここで医療コストの視点を離れて、生き方として考えてみたいことがあります。すでにあの世へと旅立とうとしている人に、過剰とも思える治療行為は必要なのでしょうか。

もちろん、若い人に限らず、歳をとっていても容体が急変しても適切な治療により社会復帰できる病態はあります。たとえば、それまで元気だった老人の急性肺炎などの感染症です。また、治療しないと自立できなくなる下肢の骨折なども積極的な治療を受ければいいと思います。ただ、後期高齢者で、治癒の見込みがなく、身体がもう限界です、と訴えている方に、若い人と同じ治療をほどこすのは、いかがなものかと思うのです。とくに認知症などにより自己決定力がない方や、本人・家族が望まない場合などではなおさらです。

若いころ、長期療養型の病院に勤めていたことがあります。これ以上治癒が見込めない高齢の患者さんがたくさんいらっしゃいました。多くの方がこの病院で亡くなっていきました。平穏な死を迎えさせてあげたいと思っても、病院ではなにかしらの治療をほどこさなければいけなかったのです。今も、病院の現状はそれほど変わっていないと思います。病院は、どう平穏に死を迎えさせてくれるかという場所ではありません。どのように生きながらえさせるかが、病院の使命です。

今は病院で亡くなるのが80％以上です。しかし、これから死に場所は、病院ではなく自宅で、かかりつけ医に見守られながら、平穏に過ごし、そのままあの世へと旅立つのがいいのかもしれません。平穏に人生の幕を下ろすために。

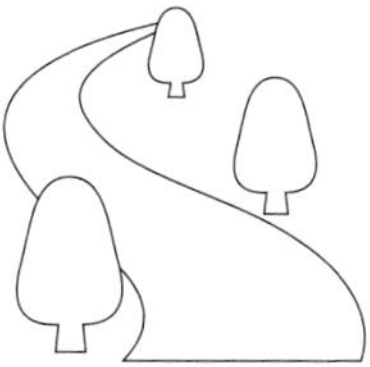

若い人に譲るという気持ちも大事

病院は平穏死をさせてくれない所だと、覚えておく

病院でおこなう治療というのは、基本的にルーチンワークです。慢性の病気でも、急性の病気やケガでも、その対処方法は長く積み上げてきた経験から、確立されてきました。ですから、だれにでも同じような処置をすることが多く、年齢もあまり配慮しません。

私の知人が、90歳の母親になされた病院の対応に憤慨していました。母親は足の静脈瘤によるむくみに悩んでいたところ、病院から利尿剤を渡されたというのです。歩くことが大変なうえに、頻尿に悩んでいる高齢者に利尿剤を渡すとは……。1回飲んだら、15分おきにトイレに行くことになり、大変な思いをしたそうです。

この話はトイレに行けばすむことですが、終末期になると、笑い話ではすみません。

別の知人の母親は、92歳で乳ガンが見つかったそうです。高齢者のガンは一種の老化現象ですから、そのまま放っておいても、ふつう変化は緩やかで、ガンと共存したまま自然死することも少なくありません。しかし、本人が希望されたということで手術をしたそうです。

マニュアルどおりの処方をすることも、本人が希望したからといって、そのすべてをお聞きするのも、いいとは限りません。

そして、多くの人が悩むのが、高齢になった家族が口からものを食べなくなったときです。担当医からオプションサービスを提案されるように、こう聞かれるでしょう。

① 鼻から胃管を入れますか？

② 胃瘻《ろう》しますか？

③ 点滴しますか？

自然死に近い形を望んでいた知人が、それらを断ったとき「それじゃ、餓死しますよ！」としかられたそうです。まだまだ医者のなかに、こういう意識の人が多いようです。

人間は食べないから死ぬのではなく、死ぬ前だから食べられなくなっているということです。こういった根本的なことを忘れて、マニュアルどおりに、ただ栄養を入れ続ければ、患者さんの苦痛にこそなれ、安らかな死を迎えることはできません。点滴による水分補給も、本来は不要なのです。

胃瘻というのはお腹に小さな穴をあけて、胃に栄養を直接入れる処置です。本来は、一時的に口から食べられなくなった患者さんにするものですが、今の日本では、回復の見込みのない人にまでするようになっています。

私は、重い認知症の人や、寝たきりで動けず意思表明もままならない人に胃瘻をおこなうのは、適応を外れていると思います。

2010年に『「平穏死」のすすめ』を発表された石飛幸三《いしとびこうぞう》先生や、2012年に『大往生したけりゃ医療とかかわるな』を発表された中村仁一《じんいち》先生のご発言で、胃瘻などの延命治療に対する国民の意識も少しずつ変わり始めています。自然に平穏に死んでいくにはどうしたらいいのか。そういった国民の意識が病院を変え始めています。

病院側も終末期のガイドラインが確立されて、治療の「差し控え」と「中止」ということが認められるようになってきました。しかし、まだまだ終末期のガイドラインで示されている要件は、非常に狭く限定されているので、現場で困っている医者もたくさんいます。

未だ多くの病院は病気を治すところであって、平穏な死を迎えさせてくれるところではないのです。

死ぬ前だから食べられなくなる

突然倒れてしまったら

リヴィングウィルで延命治療を望まないと家族に伝えていても、突然、倒れてしまったら、家族は慌てて119番に電話してしまう、というのは、よくあることだと思います。

救急車が到着したときに、すでに呼吸や心拍が止まっていた場合でも、救命措置が取られます。救急車を呼んだのに「もう結構ですから、お帰りください」とはなりません。AEDをつけて心臓に電気ショックを与えたり、心臓マッサージをしたりします。

そういう措置を見て「ああ、お母さんは静かに死にたいって言っていたのに……」と後悔する人もいるそうです。

あの世へ行った人は、この世でのちょっとしたことなどはなにも気にしていませんので、後悔する必要はありません。しかし、本人の希望に沿った看取りをしたいのであれば、ふだんからシミュレーションをしたり、イメージを働かせたりしたほうがいいでしょう。

だからこそ、先述した「かかりつけ医」の役割が重要になってくるのです。24時間対応してくださるところならば、いざというときに、適切な指示をしてくれると思います。

しかし、訪問診療をしてくれるかかりつけ医がいない場合、家族が家で突然死したときに、ちょっとしたトラブルになります。場合によっては保護責任者遺棄致死で、容疑者にされてしまうかもしれません。こういった風潮もどうかと思いますが、それを防ぐためにも、やはり訪問診療をしてくれるかかりつけ医が必要なのです。

昔はもっとおおらかでした。昭和30年代（1955年～）までは4分の3の人が家で死んでいたのです。私の祖父母もそうでした。同居していた私の伯母たちが近医と連携して上手に看取ってくれたのです。

母方の祖父は医者でしたが、私と同じで引退後、普段から病院へは行きませんでした。年をとって軽い脳卒中を患いましたが、日常生活はできていました。そして、だんだん身体が弱ってきて老衰したのです。もし検査をしたら、ガンなどの病気があったかもしれません。しかし、検査をしなかったので、死因は老衰です。このように、明治、大正生まれの人は、子や孫たちに家で、人の死に方を見せてくれたのです。

今は核家族化が進み、親と同居する人が少なくなったので、死に方を見せようにも、見せられない面もあります。私の知人も80代のお母様を札幌に残し、京都に住んでいて、お兄様は栃木だと言っていました。お母様の身体がいよいよ動かなくなってきたときには、施設に入れるとのことでした。

しかし、特別養護老人ホームのような施設に入っても、必ずしも施設で死ねるわけではありません。このような施設では、周辺の医療機関から配置医が定期的に訪問・診察・投薬をおこないます。重篤《じゅうとく》な状況や医師がいないときの急変などでは、施設が119番して、病院へ送ることがあるからです。

石飛幸三先生や中村仁一先生のように施設でお看取りをされている医療者もいますが、まだまだ少数派です。

あなたが病院ではなく施設での看取りをご希望されるなら、施設と家族の理解と協力が必要です。家族が「なんで、病院へ連れていってくれなかったのですか」というクレームをし、施設の人に迷惑をかけないように、事前のコミュニケーションが大切になります。

いずれにせよ、事前にリヴィングウィルを書いておくことは大事だということです。

リヴィングウィルが、
自分も、周りも
幸せにしてくれる

延命治療とは、どんな治療か知っておく

延命治療に厳密な定義はありませんが、ここでは「これ以上の治癒は見込めず、意思表明ができない人に対しておこなう死期の引き延ばし」とします。治療にはさまざまな方法があります。

心臓が止まると、心臓マッサージ。呼吸ができないと、人工呼吸器。口から食べられなくなると、胃瘻や点滴による人工栄養。腎臓の機能が低下すれば、人工透析。輸血や点滴も治癒の見込みのない人におこなえば、それは延命治療となります。

生物としての寿命がきているのに、医療技術を使い、少しだけ死期を延ばす。早くあの世に行ってラクになりたい人からすれば、これらの延命治療は拷問ともいえます。延命治療に関してのさまざまなアンケートを見ても、ほとんどの人は延命治療を望んではいません。それにもかかわらず、自分の親や配偶者に延命治療を望む

のは、どうしてなのでしょう。

愛する人を失いたくないという気持ちはわかりますが、自分がされたくないことを親族にもしないというのが、人の本分なのではないでしょうか。

胃瘻や点滴をしても、死にゆく身体は過剰な栄養や水分は処理しきれません。かえって、身体に負荷をかけ、場合によっては痛みを伴うこともあるでしょう。やり続けていくと、顔や身体が不自然に変わってしまうこともあります。そして、やがて呼吸するのもたいへんになっていきます。

繰り返しになりますが、死ぬことができれば、魂は肉体から解放されて、気持ちのよいところへいくことができるのです。死期を引き延ばすことは、マラソンのゴールをどんどん先へ延ばされるようなものなのです。

ただ、ガンの場合はステージが進むと、7割ほどは痛みや苦しみが伴うといわれています。ですから、私の弟が受けたような緩和治療はとても大切になってきます。

患者本人にとって、痛み苦しみが緩和されるということは、死に対する恐怖心もなくなってきます。実際に私の弟も「自分が死ぬことは怖くない。でも、○○（妻の名前）のことだけが気にかかる」と、心穏やかに話していました。

緩和治療というとホスピスなど、終末期のケアをおこなう専門施設を連想されるかもしれませんが、今は病院や一部のクリニックでもなされるようになってきました。今後はさらに適応が広がることを期待しています。

緩和治療の話をすると、安楽死についての質問をよく受けます。

緩和治療と安楽死はどう違うのでしょうか。まず安楽死は現在、日本では認められていません。もし医師が手伝えば、殺人や自殺幇助《ほうじょ》の罪に問われます。しかし、海外ではオランダやスイス、アメリカの一部の州で認めているところもあります。世界でも考え方はまちまちだということです。日本でも「安楽死制度を考える会」があり、日本に安楽死を認めさせようと運動をしています。終末医療のあり方は、日本に限らず世界の中の問題ですから、いろいろな議論がされるのはいいことだと思います。

私の意見は、安楽死の前に緩和治療を進めていけば、苦痛を取り除くことができるので、その方法でいいと、思っています。

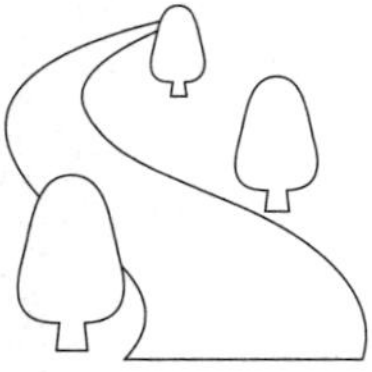

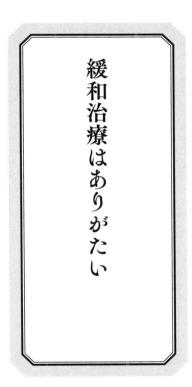

緩和治療はありがたい

心身をまるごと診る医療の必要性

私は医師になってから東大を退官するまで、35年間西洋医療に携わってきました。日本に西洋医療が初めて伝わったのは室町時代ですが、江戸時代までは東洋医療が中心でした。しかし、1876（明治9）年になると、明治政府は「西洋医学試験の合格者のみを医師として開業を許可する」という政策を打ち出します。これにより、日本では西洋医療を中心とし、東洋医療は脇に置かれるようになりました。

西洋医療の特徴は、次のとおりです。

① 身体を全体から部分に分けて見る
② 原因を特定して、病名をつける
③ 投薬や手術によって、原因を取り除く

それに対して、東洋医療の特徴は、次のとおりです。

① 身体を全体で見る
② 症状の改善を重視する
③ 漢方や鍼灸《しんきゅう》で全体を整える

それぞれに特徴が違いますので、どちらが優れていると一概にはいえません。しかし日本では約140年間、西洋医療を優先してきました。

そして、各分野に細かく分かれて発展し、自分の専門分野以外はわからない医者も増えてきました。私はよく冗談で「そのうち病院では右目眼科、左耳耳鼻科ができますよ」と言っています。それほど、今の医療は全体を見ることから離れていっています。

私はあと15年ほどたったら、医療は大きく変わると思っています。というよりは、変わらざるを得ないのです。病気になった原因を自分で考えることもせず、対処療法的に病院に頼ろうとするのは、まさにイタチごっこなのです。

一人ひとりが病気になった原因と向き合い、自分で治すという意思が必要です。医療はあくまでも、その補助手段なのです。せっかく入院して病気を治したのに、病気になる前と同じ気持ちで、同じ生活をしていたら、また同じ病気になります。私はこういう人を何人も見てきました。それで、西洋医療に限界を感じたのです。

では、これからの医療はどうあったらいいでしょうか。

西洋医療と東洋医療のそれぞれよいところは残しつつ、心身を丸ごと見るホリスティック（全人）医療を期待しています。しょせん、人間の身体はブラックボックスです。身体の不調は何らかの形で心（魂が脳を含む身体を介しておこなう意識活動）がからむものです。今までの西洋医療では、心身一如の視点が弱いのです。

ですから、心身丸ごとを前提としたホリスティック医療が、これからの医療になっていくと思います。

しかしながら、いくらホリスティック医療といっても、それを受ける人に、自分で治す気持ちがなく、依存心しかないのなら、西洋医療と同じように、単なる対処療法になってしまいます。調子が悪くなるたびに施術者のところへ通うようでは、いつまでたっても調子はよくなりません。

病気は気づきです。なにに気づけるのか、自分自身と向き合わなければならないのです。そして、病気と闘うのではなく、気づきを与えてくれたことに感謝する。そして、病気の身体に心から感謝する。

もし、自分が決めた寿命がまだ先ならば、病気は治るかもしれません。そして、治らなくても、あの世へ帰るまで、心穏やかに暮らせます。一人ひとりが生まれてきたときにテーマを持っていますが、病気をすることによって、自分の今世のテーマを思い出すかもしれません。本当は病気などせずに、本来の自分を生きられればいいのですが、この世に来るとすっかり忘れてしまいますね。ですから、もし病気になったら、気づきの大きなチャンスが訪れたのだと思ってください。

病気は、
気づきの大きなチャンス

病院へ行かないという選択

寿命というものをどのようにとらえるかによって、医療についての考えは変わってくると思います。前述しましたが、私は、寿命は自分であらかじめ決めて、この世に来るものだと思っています。ですから、寿命があれば病気になってもなかなか死ねませんし、逆に寿命が来れば元気だったのに突然死ぬこともあります。

救急医療の現場にいたとき、何回も見てきました。「なぜ、これほどの重傷を負っていたのに、この人は助かったのか？」「なぜ、この程度で、この人は死んでしまうのか？」。医療はしょせん、寿命が来るまでのお手伝いしかできないのです。

私の祖父母、両親、弟は、ふだんから病院に行きませんでした。そして、みな具合が悪くなって死んでいきました。そのときが寿命だったのだと思っています。

ですから、私も歯科クリニックには行きますが、病院へは行っていません。自分の身体の声を聞いて生活リズムを調整していますが、とくにそれ以上、健康に気をつけるといったような意識はありません。身体の声を聞くというのは、たとえば、「お腹が痛い」という症状ひとつとっても、ふだんの痛みと同じなのか、違うのかはすぐわかると思います。もちろん、ひどい虫垂炎のように早く切ってしまったほうがいいものもありますから、病院に行かなくていいという意味ではありません。

ただ、人間は、自然に治す力を持っています。朝食べたものが原因なら、身体が全力で身体を修復します。その力をもっと使えばいいのです。ちょっとお腹がヘンだと思うくらいで病院へ行けば、立派な病名をもらい薬もでるでしょう。でも、きっとまた同じものを食べてお腹を痛くします。繰り返してしまうのです。

健康診断にも同じことがいえます。昨今は、早期発見のために、ますます奨励されています。もちろん、それを否定するつもりはありません。さらに言えば、健康診断の数値を過度に気にする必要も、あまりありません。20代と80代の人の数値が違うのは当然のことです。高齢者が健康診断を受ければ、正常値と比べて必ずどこかの数値が少し正常値から外れるのは当たり前です。むしろ、余計なことを言われないので、私のように健康診断さえ受けないという方法もあります。診断されなければ、病名がつきません。もし、具合が悪くなったら、安心して死んでいきたいと思っています。

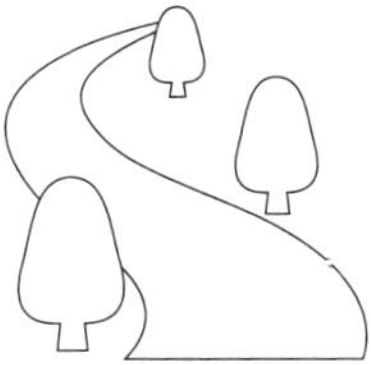

寿命は自分で決めている

第七章
「死ぬこと」は自然にまかせて

食べられなくなったら、お迎えのサイン

前章でも述べたように、食べられない人、食べようとしない人に栄養を与える医療手段はいろいろあります。ですから、口からものが食べられなくなった高齢者が、胃瘻などで栄養補給をしているケースは少なくありません。

本来、胃瘻は回復の見込みがある人に、一時的におこなう治療法です。しかし、すでに食べる力を失っている寝たきりの高齢者に胃瘻をすると、身体がむくんだり、痰《たん》でのどがゴロゴロしたりします。自分の身体で処理できない栄養が入ると、かえって苦痛を与えることになります。

私は胃瘻だけがダメだと言っているのではありません。胃管による栄養補給も、点滴もどうかな、と思うのです。点滴で水分過剰になれば、やはりむくみますし、呼吸も苦しくなります。さらに言えば、食事の介助も不要かもしれません。その件

については、中村仁一先生の『大往生したけりゃ医療とかかわるな【介護編】』に詳しく書かれています。

繰り返しになりますが、食べないから死んでしまうのではなく、死ぬ準備ができているから食べたくないのです。それを強引に、時間をかけて口の中に押し込むのは、善意での行為ではありますが、食べさせられているほうは、ちょっとした苦役《くえき》です。意志の強いお年寄りは口を一文字にきゅっと結んで、断固拒否するそうです。また、無理に食べさせても吐いてしまうかもしれません。

私の知人も、そのような経験をしたそうです。「94歳の母親に数口食べさせるのに1時間かかって、イライラしました」と言っていました。もう、そうなったら、お互いの幸福のために食事介助はしないことです。お腹が空くほど元気な人は、食べるなといっても食べるからです。

自分の足で歩けて、自分の口からものが食べられる。これは動物としての基本ではないでしょうか。もちろん、ケガや神経のマヒで、歩けない人、食事が困難な人はいます。そういう障がいのある人は、福祉の力で、援助すればよいかと思います。しかし、もう十分自分のお役目を果たした高齢者は、目の前にお迎えが来ているのです。歩けない、食べられないのに強引に生かされてしまうのは、かえって気の毒ではないでしょうか。

20年余り前、東京の南、伊豆諸島の三宅島の噴火で内地に避難した人からうかがった看取りの話です。島では、高齢者の方が食べられなくなり、亡くなりそうになると、枕元に水を置いて、みなで1週間ほど様子を見るそうです。水を飲んで1週間生きていたら、その後治療をする。逆に、それが寿命ならば、その間に、その方は亡くなる。これは、共同体が考えだした死への対処法といえるでしょう。

また、病気の人に対しては断食療法というものがあります。ですから、病気の人にとっては、断食が治療になる場合もあるのです。

いずれにしても、亡くなる間際の栄養や水分は、本人にとっては余計なものです。文字どおり枯れるように亡くなると、脳内モルヒネが出て気持ちいいといわれています。また、呼吸が不安定になれば、酸欠状態になり、これも気持ちいい状態をつくります。ですから、食事ができなくなったら、自然のまま、なにもしないことが、いちばん亡くなる方にとって気持ちのいい逝き方なのです。なにも心配せず、家族の方は、ただ見守ってあげればいいのです。

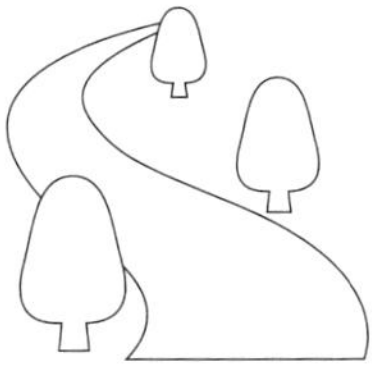

食事ができなくなったら、自然のままなにもしない

「自然死」を知ろう

私は東大病院で15年間、救急診療と集中治療の責任者をしていましたが、同時に大学では学生に教育もしていました。今の医学部の教育は、全人的な視点が欠けています。

たとえば「人はなぜ病気になるのか」「医療とはどうあるべきなのか」などの根本的な質問に、明確な答えを持っていないのです。私もささやかながら教育に携わってきましたが、まじめに医学部の学業を学ぶ学生は、どっぷりその中につかっていました。将来のことを聞くと、自分は循環器に興味がある、腎臓を研究したい、脳科学を極めたいというような具合でした。

対処療法的にこの疾患にはこの治療法ということを何百通り知っていても、人間を理解しているとは限りません。〝機械〟なら、壊れたら修理する。修理できなかったら、交換すればいいだけです。しかし、人は交換できません。人は身体だけでなく、魂を宿しているのです。しかし、人の身体を〝機械〟とみなして「病気は治すもの」「死は医療の敗北」という発想をしている医師はとても多いのではないでしょうか。

どう治そうとするかは教えますが、人がどのように死んでいくのがいいのか、は医学部では教えません。

そもそも医学部の教育は、人間をバラバラにみる教育です。現代医学というのは自然科学の延長で、身体を部分に分けて分析する学問体系なのです。ですから、目に見えず、触れることのできない魂のことは対象外で、どの医学書にも書かれていません。つまり、今の医学では本当の意味で人間を丸ごと診ることはできないのです。

ただ、日本に医者は30万人いますから、なかには人間をよく理解している方もいるでしょう。魂の存在を前提に、治療している方もいるかもしれません。一人ひとりの気づきのお手伝いをしている人もいると思います。

東日本大震災以降は、日本人の死生観に少しだけ変化が生まれているように感じます。

たとえば関西学院大学、金菱清《かねびしきよし》先生の『呼び覚まされる　霊性の震災学～3・11生と死のはざまで』という本はゼミでの震災記録プロジェクトをまとめたものです。そこでは震災で亡くなったであろう霊をタクシーで乗せた体験談などが紹介されています。また、NHKスペシャルでも「亡き人との再会」として、非日常的な体験談を放送していました。

今までは、幽霊などの話は怪談でしかありませんでしたが、遺族にとっては慰霊と鎮魂の意味が生じます。人は亡くなっても、魂として残り、ときには悲しんでいる遺族にコンタクトさえしてくるのです。

このような魂や霊についての考え方は、古来の日本では当たり前のことでした。それが、明治維新によって、西洋的な見方が広がり始め、日本人は科学的思考を優先させるようになってきました。さらに、戦後の占領政策で、日本的なものをすべて否定されて今日に至っています。

医学部の学生たちが、人の身体を〝機械〟に見立ててしまうのも、戦後教育の負の遺産だと思います。その結果、若い医者は、人の身体を〝修理〟する方法は詳しくなったと思いますが、今の科学レベルでは分析できない魂のことや、「治すこと」ではなく、人が「死んでいくこと」についての洞察を失ってしまいました。

本来の日本的な死生観に立てば、この世とあの世は行ったり来たりするところです。あの世は、特別なところではなく、死ねば、だれでも戻るところなのです。

あの世に行こうとしている間際の人に、延命治療をすることは、人が「今、死んで行こうとしている」ことへの理解がありません。人は魂を宿しているという考えもありません。

若い医者には、治すことだけが医者の仕事ではなく、「人の死とはどういうことか」についてもう一度、考えていただきたいと思います。

昔から人は、
あの世とこの世を
行き来している

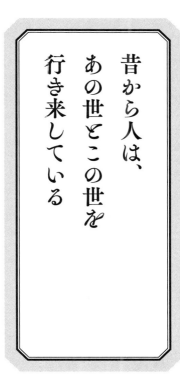

どんな死に方でも、心配いらない

多くの人は事故に遭わず、大病もせず、最後は大往生となる老衰を望みます。だんだんと食が細くなり、歩けなくなり、眠っていることが多くなり、最後は静かに息を引き取る。人が想像する大往生とは、こんな感じでしょうか？　このような流れで最期を迎えられたら穏やかです。しかし、そうなるとは限らず、災害や事故などで、急に亡くなる人もたくさんいます。

しかし、大往生することが幸せで、事件や事故に巻き込まれて死ぬのは不幸かというと、私はそうは思いません。もちろん、急に亡くなると、家族はお別れも言えませんが、亡くなるまで時間がある場合でも、容体が急変することもあり、お別れは意外と言えないものです。

事件や事故に巻き込まれると、遺族はその最期の状態を心配します。「痛かったでしょうに……」「苦しかったでしょうに……」「怖かったでしょうに……」と。もちろん、この世でもう会えない悲しみや寂しさは、私も十分理解しますが、どう亡くなったかにあまり思いを寄せる必要はないと思います。

肉体を脱いだ魂は、気持ちよくあの世へ行っているからです。

私が大学在学中は登山中心の生活で、年間２００日ほど山に入っていました。とくに冬季は入山期間が長かったので、いつもひとりで行っていました。

１９７９年３月、北アルプスの白馬岳から南岳への縦走の途上、吹雪の中、鹿島《かしま》槍《やり》を目指して登っていたときのことです。ドーンという音とともに急に重力を感じました。雪庇《せっぴ》を踏み抜き、約６００メートル下まで雪壁に何度か身体をぶつけながら落ちていったのです。そして、そのまま氷雪ブロックがあるデコボコした斜面を約４００メートル滑り落ちていきました。

時間にしたら数十秒だと思いますが、いろいろなことを考えていました。「情けない失敗をした」「親に申し訳ない」「絶対に助からない」などと。

しかし、不思議なことに不安や恐怖はありませんでした。そして、かなり速いスピードでぶつかっているのに、痛みは感じません。私は助かってしまったので、その後、全身にひどい痛みを感じましたが、もし、死んでいたら、痛みがないままにあの世へ行けたでしょう。

ですから、事件や事故で遺体がひどい状態であっても、心配いりません。それで、遺族が心を痛める必要はないのです。あの世はこの世の人が皆、行くところですので、気持ちよく行けるはずです。仮に、苦しい状況があったとしても、それは意識がなくなるまでのわずかな時間だと思います。

私たちは自分がどのように死ぬのかは、わかりませんが、どのように死んでも、魂はあの世へと旅立ちます。身体がなくなった分、軽くなって気分がよいでしょう。その意味で、どのように死ぬかは大事の前の小事といえるかもしれません。

小事といいましたが、その小事を私たちが怖がるのは、どうしてなのでしょうか。

私は、人をこの世につなぎとめるためのストッパーになっているからだと思っています。私たちは、この世で「魂を成長」させるためにこの世にやってきました。そして、寿命が来るその日まで、ただ、中今を生きていく。それだけでいいと思います。

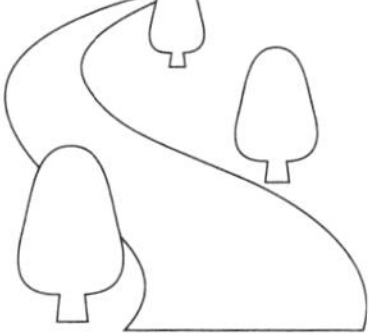

どのような最期でも、
魂は気持ちよく旅立つ

3歳までは、あの世を覚えているかも

すべての赤ちゃんは、あの世からこの世に来たばかりの人です。この世では、言葉もしゃべれず、身体は自由に動かせず、大人が世話をしなければ生きていけません。そういった意味では、新人さんです。

しかし、別の視点で見れば、つい最近まであの世からこの世を見守ってくれていた先輩です。第一章でも述べたように、私たちは親を自分で選んできます。じつは私もその記憶は残っています。今回の課題（テーマ）を意識しながら、さまざまな男女の顔が映っているのを眺めていて、両親の顔が映ったときに「あっ、この人にしよう」と思ったのです。

自分のテーマをこの世で試すために、最適な親を選ぶのでしょう。なかには、ひどく寂しそうな親や怒りっぽい親もいるでしょう。しかし、難しいテーマを達成し

ようとする崇高な魂はあえて自分を厳しい環境に置いたりもします。

たとえば、親の虐待に苦しんでいる人がいました。その人はヒプノセラピーという催眠療法で潜在意識にアクセスしました。そのとき「愛を学ぶためにこの世に来た」ということを思い出したそうです。そして、愛を学ぶのに最もふさわしい両親を選び、両親は悪者を演じてくれたのだと言っています。

私たちは自分を試したい現実の「この世」にやってきます。選択しなかった他の「この世」もありますから、自分が選ばなかったパラレルワールドがいくつもあるともいえます。私たちは繰り返し、さまざまなテーマを設定してこの世に生まれてきますが、その結論はさまざまです。なにが正解で、なにが不正解ということはありません。すべては学びと気づきです。どのパラレルワールドでも同じです。

私はこの世に再び来たときに「また生まれちゃった」という感覚がありました。そして、その直後に産院の主治医が「五体満足だ。この子は手が大きいから働き者になりますよ。お母さん、よかったですね」と言ったことを覚えています。もちろん、言葉はまだわかりませんから、テレパシーとして理解しました。

そして、生後1か月で猩紅熱《しょうこうねつ》のため入院したときのことも覚えています。病院の様子や窓から見た景色も、とにかく印象に残っています。また、小さいときは人の気持ちが直接伝わりました。言葉はわからなくても、すべて伝わるのです。

なにもわからないと思っているかもしれませんが、赤ちゃんや小さい子どもはあの世から来たばかりなので、逆に大人より感性は鋭いのだと思います。

知人の甥《おい》っ子は保育園のときまでは、大人が見えない「小さいオジサン」とよく遊んでいたそうです。キッチンのシンク下のドアをばたばたさせて、かくれんぼうをしたり、コップの水に入っているオジサンをスプーンですくったりしていたのです。

そういうことは小学校に入ると忘れてしまう子がほとんどです。その子も忘れてしまいました。だいたい3歳になるころまでに親や社会をみるので、だんだんそれに適応していきます。

ですから、みなさんも子どものころ、いろいろなことを覚えていたり、見えていたりしたのかもしれません。私はたまたま記憶が続いていただけです。

もしかすると、さまざまな老化現象や脳の衰えは、3歳ぐらいの子どもに戻る現象なのかもしれません。そうすると、あの世に対して恐怖心はなくなりますし、子どものように理性ではなく感性で動くのかもしれません。「痴呆症になったらどうしよう」と心配する必要もありません。多少、周りの人に迷惑をかけるかもしれませんが、子どもと思っていただき、許してもらいましょう。心配すること自体が病気の原因になってしまいます。病気になっても、ならなくても、ケセラセラです。

小さい子どもは大人より感性が鋭い

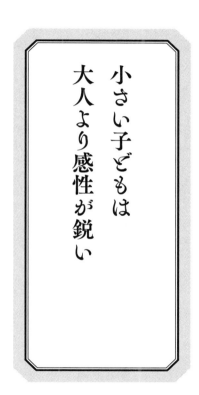

他界後のあり方は、自分しだい

45年前、私が23歳のとき、先述したように冬山登山中、約1000メートルの墜落・滑落事故を起こしました。体感ではものすごいスピードなのに、なぜか意識ははっきりしていて、景色はゆっくり見えました。ですから、雪壁にぶつかるときも、上手に身をかわして、落ちていったのです。

これが、いわゆるタキサイキア現象です。交通事故に遭った人が「車がスピンしているときに、景色がゆっくり見えた」などと言っています。

これは、肉体から魂が離れかけたことによる現象だと思います。それにより、肉体の目ではなく、魂で景色を見ているのです。第三章でもエピソードを紹介しましたが、盲目の人が臨死体験したときに、自分の手術中の様子を上から見ていたことと、同じです。

臨死体験をした友人からは、もっと面白いエピソードを聞いたことがあります。自分が生まれてから今までのことを、走馬灯のように見せられたというのです。しかも、自分の視点ではなく、とても客観的な映画のように見せられたので、自分とかかわる相手の気持ちまでわかったというのです。

その人は「私はとっても嫌な人間だったので、それ以来、心を入れ替えた」と冗談交じりに言っていました。もちろん、特別悪いことをしたわけではないのでしょうが、それまでの自分の言動を客観的に見せられたのが、いたたまれなかったのでしょう。

自分を客観視することは、なかなか難しいことです。彼は、臨死体験をしたことで、気づきを得たわけです。彼のように魂が肉体から離れたとき、人生の総決算はすべての人が体験すると思います。生まれてから死ぬまで、自分の人生をレビューするのです。自分が設定したテーマをやりきったのか、周りの人と調和して生きてこれたのか、自分と他人を十分愛することができたのか、などの検証です。

あの世には、天国と地獄という場所があるわけではなく、私たち自身のあり方そのものが場所を決めるのです。

別の友人にこの話をすると「え〜、大変だ〜」と、ひどく驚いていました。なにか後ろめたいことでもあったのでしょうか……。しかし、人間だれしも長い人生のあいだには、他人を傷つけるようなこともあるでしょう。だからこそ、年齢を重ねるごとに、感謝を育て、穏やかに生きることが大切なのです。

とくに、亡くなる間際にどういう気持ちでいるかは大切です。世間に対して怒りを持っていたり、だれかを恨んだり、うらやんだりしていては、そのようなところにとどまってしまいます。似た者同士が集まるのです。

「天国と地獄の長いお箸」という話があります。地獄に行った人は、人にほどこすことをしないため、お箸が長いので、皆食事ができず、やせ細ってイライラしている。天国では、お箸が長いので、自分の前に座っている人に食事を差し出すのです。もちろん、皆ニコニコと幸せそうです。もし、私たちが天国のように幸せなところ

に落ち着きたいのなら、この世にいるときから、愛と調和に生き、毎日を感謝し、
中今に生きる。その延長線上に、私たちの天国があるでしょう。

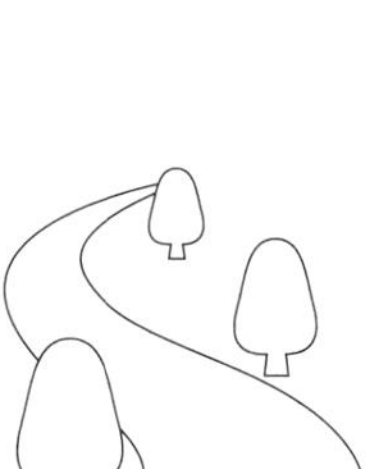

感謝して生きていれば、
旅立つあの世はいいところ

寿命を知っていたら、どう生きる？

ある人に「もし、自分の寿命があと3日間だったら、なにをしますか？」と聞かれました。私は「まぁ、とくに予定が入っていなかったら、今日と同じことをします」と答えました。

私は若いころから、なにか目標を持ったり、夢を持ったりはしませんでした。目の前のことをしたり、頼まれたことをしたり……。そんな感じで、68年間過ぎてしまいました。

もちろん、なにか目標を持ったり、夢を持ったりすることは悪いことではありません。それが生きる活力になり、今を生き生きと過ごせるならば、とても素晴らしいことです。

しかし、アリとキリギリスのところでもお話ししたように、まだ来ない将来のために今を犠牲にする必要はないのです。一瞬、一瞬が尊い時間ですから。している行動が同じでも、気持ちが違えばまったく違う生き方になります。

たとえば、「夏休みにハワイに行きたいから、今やりたくもない残業をしている」と思うのと、「夏休みにハワイに行きたいから、今残業をさせてもらっている」と思うのでは、気分がまったく違います。将来に目標がありながら、今を大切に生きる。そういう生き方ができたら、ストレスは生じません。

また、自分の人生を振り返って「〇〇すればよかった」とか「〇〇になりたかった」などと、後悔しないほうがいいと思います。もちろん、時間的に経済的にそして能力的に余裕があれば、やりたいことはなんでもやったらいいでしょう。しかし、なんらかの制限があって、それらができなかった場合でも、恨み節はなしです。ましてや、人やなにかのせいにして「〇〇のせいで、私はできなかった」などと思わないことです。

今、この瞬間を感謝して生きる。それだけで、いいのです。

そして、「私はなんのために生まれてきたのだろう」と理屈っぽく考える人もときどきいますが、難しく考える必要はありません。もちろん、生まれてくるときに自分で決めたテーマはあります。しかし、それを意識せずに今を生きればいいのです。

「前世やあの世の様子を覚えている人はいるけど、なぜ多くの人は忘れてしまうのですか」と聞かれたことがあります。その答えは簡単で「覚えているということは、テストでカンニングしているようなもの」なのです。

ですから、人はカンニングせずに、正々堂々とこの世を生きればいいのです。

いちばんの理想は、いつ死んでもいいと本気で思えることです。いかがですか？　もし、明日、目が覚めなかったら、あなたの人生は今日で終わりです。なにか心残りはありますか？　もし、心残りと思うようなことがあれば、それは今日できますか？

もちろん、この世はさまざまな制約がありますから、なにかしたくてもすぐにはできないかもしれません。しかし「○○ができたら、いいな。でも、できなくても幸せ」と思いながら、毎日を過ごしたいものです。

会社を経営している友人が面白いたとえ話をしていました。

「社長になったばかりのころは、毎日が必死だった。まるで、爪から血を流しながら、岩登りをしているような気分だった。ところが、最近は、川下りをしている気分だよ。海に出るという目標が遠くにあるけれど、ただ、流されていくだけなんだ。今は肩に力を入れずに仕事ができている」

今日で終わりという寿命だったとしても、今日という日もいつもと同じように生きていけたら、幸せです。

いつ死んでもいいと思って今を生きる

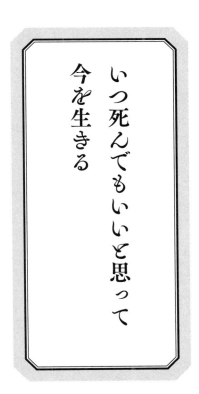

「死ぬこと」は心配いらない

「どんな死に方でも、心配いらない」の中でお話ししましたとおり、死を恐れる理由は、恐怖が人をこの世につなぎとめるストッパーになっているからです。

すでにみなさんにお話ししました。どんな亡くなり方をしても、前にみなさんがいたあの世にもどるだけです。ですから、なんの心配もいりません。

恐怖ではなく、残していくものに未練がある方もいらっしゃるでしょう。とくに、子どもが小さい場合なら、「死ぬに死ねない」と思われるのは無理からぬことです。

しかし、寿命は生まれる前、ご自分で決めてきたことです。そして、あなたのお子さんは、あなたを選んで生まれてきたのです。きっと、たくましく生きることをテーマにした勇敢な魂の持ち主なのでしょう。子どもを残して逝くことになっても、お子さんは、試練を乗り越え、魂を成長させ続けていくと思います。

私はこれまで、死の床にある人には「大丈夫ですよ」とお声がけさせていただきました。そして、多くの人を見送ってきました。そのたびに思うのは「お疲れさまでした」という心からの労《ねぎら》いです。

この世は、競技場です。一所懸命走ったり、跳んだりしています。私たちはスポーツ選手のように頑張っています。

あの世は、観客席です。ポップコーンを片手に、私たちがしている競技を眺めて、応援してくれています。死ぬということは、競技が終わって、観客席に戻ることができるということです。

ここで重大なからくりがあります。観客席から競技場は見えますが、競技場から観客席は見えないということです。ですから、一足先にあの世へ帰った人は、観客席から私たちの様子を見守ってくれています。

観客席に移動した人たちは、しばらく競技を見ています。しかし、だんだん退屈してきます。「私だったら、こうするのに」「次に競技場に降りたときはこうしよう」と、次のテーマを考え始めます。そうして、あえて難しい競技に挑戦したくなるのです。

私たちは、あの世で挑戦しようと思っていたテーマを、すっかり忘れてこの世に来ます。ですから、ハードルの高いテーマに挑戦しているとき、「なぜ私だけ、こんなつらい目に遭うのだろう」と嘆くことがあるかもしれません。そんな愚痴や不平不満を言っていると、観客席に残っている仲間から声が聞こえてきそうです。

「どうした？　自分で決めたんだろう？」

「あと〇年たったら、こちらで休めるからそれまで、楽しんで！」

死ぬことは、もといた世界に戻ることです。私たちは、この世とあの世を行ったり来たりしているだけです。

どうぞ、お迎えが来るまで、今を楽しんでください。そして、またあの世へともどっていきましょう。

あの世に行った人は、いつもあなたを見守っている

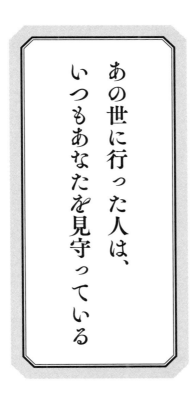

おわりに

みなさん、最後まで読んでくださり、本当にありがとうございます。この本を読んだ後に、少しでも「死ぬことは心配いらない」「安心して死ねる」と思ってくだされたとすれば、望外の喜びです。

13年前に『人は死なない』という本を出して以来、私は繰り返して、同じことをお伝えしています。それは「肉体は朽ちても、魂は生き続ける」ということです。

しかし、当時は人々の意識がどこまでこの手の話を受け入れるのだろうと、疑問を持ちながら、書き進めました。観測気球として出したので、表現も控えめにしたつもりです。

ところがその後、東日本大震災で大切な人を亡くした人たちが、後に一時的に物質化してこの世に姿を現した、その亡き人と再会した事例がテレビで放送されたり、現地で少なくない数の人が、亡くなったはずの人を目撃したり、といったことから、最近は、あの世や前世を前提とした話がふつうにおこなわれるようになってきました。

また、現地の人の中には家族が、精神の失調をきたし、西洋医療では埒があかずに、修験道の方々のところに担ぎ込んで、憑依を外してもらう事例も少なからずありました。

そのうち世間でも、ふつうに〝魂〟という言葉が本来の意味で使われるようになりました。さらに、心身の不調の原因として、憑依をはじめとした霊障に言及する人も珍しくなくなりました。

ですから、この本には、本文中に踏み込んだ表現をした部分もあります。「どうしてそんなことがわかるのか?」と疑問を持たれた人や、あるいは「死を身近に扱っていて、いやだ」とご批判のある人もいるかもしれません。そのときは一つの仮説として、受け止めていただければと思います。

私が申し上げていることが真実かどうかを云々……するよりは、仮説でもいいので、人々が心穏やかに暮らせるためにはどう考えたら建設的なのかという観点を持っていたほうが幸せではないでしょうか。

本文中でもお伝えしたとおり、日本は縄文という世界最古の文化を受け継いだ国です。日本は、世界のひな型なのです。私たちは縄文人のように中今に生きて、高次元とつながり、一人ひとりが自分の役割を知ってその役割を果たすことで身体のように、有機的に機能する、大調和の社会を実現できる可能性があるのです。

世界は、今もさまざまな、争いごと、災害、食糧・エネルギー危機、地球環境の変化などを演出し、オールド・メディアはそれを煽って人々に不安・恐怖・怒りを起こそうとしています。

日本人が古来の死生観を取り戻し、魂の成長をなによりも大切にしていけば、そのような世界の波にまったく動ぜず、世界中の人々のお手本になるでしょう。日本人が範を示し、いつの日にか大調和を実践できる日のくることが、やがて世界の平和につながると私は信じています。

世界的に仕掛けられた新型コロナ感染症騒動のさなか、2021年におこなわれた東京オリンピック・パラリンピックを通じて、世界中の人が日本のおもてなしの心を肌で感じ、それをそれぞれの国へ持ち帰られたことをとても嬉しく思っています。

最後になりましたが、この本を一緒に作った扶桑社の杉田淳さんのお母様・杉田孝子さん（94歳）が2019年6月に、友人の赤尾由美さんのお母様・赤尾恵美子さん（90歳）が2019年9月にご逝去されました。お二人のお母様がそれぞれ延命治療などを受けずに大往生されたことに敬意と哀悼の意を表します。

矢作直樹

矢作直樹（やはぎ・なおき）

1956年、横浜市生まれ。1981年、金沢大学医学部を卒業後、麻酔科、救急・集中治療、内科の臨床医として勤務しながら、医療機器の開発に携わる。1999年、東京大学工学部精密機械工学科の教授に。2001年に同大医学部救急医学分野教授、同大病院救急部・集中治療部部長。2016年3月、任期満了退官。東京大学名誉教授。著書に『人は死なない』(バジリコ)、『天皇』(小社)、『おかげさまで生きる』(幻冬舎)、『天皇の国』(青林堂)、『長生きにこだわらない』(文響社)、『あらゆるストレスが消えていく　50の神習慣』(ワニブックス)など。

自然に逝く

安心して死を迎えるためのお作法

発行日　2024年11月8日　初版第1刷発行

著　　者……矢作直樹
発 行 者……秋尾弘史
発 行 所……株式会社 扶桑社
〒105-8070
東京都港区海岸1-2-20　汐留ビルディング
電話　03-5843-8843(編集)
　　　03-5843-8143(メールセンター)
www.fusosha.co.jp

印刷・製本……中央精版印刷株式会社

定価はカバーに表示してあります。

造本には十分注意しておりますが、落丁・乱丁（本のページの抜け落ちや順序の間違い）の場合は、小社メールセンター宛にお送りください。送料は小社負担でお取り替えいたします（古書店で購入したものについては、お取り替えできません）。

 ISBN978-4-594-09910-7